Opto.Conseil

LES BASES THÉORIQUES ET PRATIQUES

DE L'OPTIQUE EN MAGASIN

De débutant à l'expert

CYRILLE VADEX TAKOUDOUM TCHOMTCHOUA

Table des matières :

Table des matières :...1
Avant-propos:..13
TAKOUDOUM CYRILLE VADEX..14
INTRODUCTION...15
    Introduction..16
    L'Importance du métier d'opticien optométriste................16
    Le Rôle de l'opticien optométriste.......................................17
    Objectifs du Livre...19
    INTRODUCTION :...22
Anatomie du globe oculaire..23
    Les protections de l'œil..23
        Les paupières..23
        Le système de lubrification..24
        La conjonctive..24
    Les composants de l'œil et leur fonctionnement...............25
        La cornée..25
        La sclère..26
        La choroïde...26
        L'iris..26
        Le cristallin...27
        La corp ciliaire..27
        Humeur aqueuse..27
        La corp vitrée...28
        La rétine..28
        La macula...28

- Nerf optique 29
- Les muscles de l'œil 29

Les Amétropies, emmétropies et Notion d'Accommodation : 29

- Causes, symptôme et traitement des amétropies ou défaut optique 30
  - Myopie 30
  - L'hypermétropie 31
  - L'astigmatisme 32
  - La presbytie 33

La vision binoculaire : 34

- Principe de la Vision Binoculaire 35
- Avantages de la Vision Binoculaire 35
- 4.3. Conditions nécessaires pour une bonne Vision Binoculaire 36
- Troubles de la Vision Binoculaire 37
- Importance de la Vision Binoculaire 37
- Évaluation et Traitement 38

Conclusion 39

INTRODUCTION : 40

L'examen de la vue 40

Comment lire une ordonnance de lunette : 41

Comment choisir les verres : 45

- La myopie 46
- Hypermétropie 47
- Astigmatisme 49

Presbytie..50
Comprendre le fonctionnement des verres progressifs :....51
    Comment s'adapter avec les verres progressifs :............... 51
    Fonctionnement des Verres Progressifs............................ 51
    Le port régulier des lunettes..52
    Mouvement de la Tête et des Yeux................................ 53
    Prendre Son Temps pour Lire...53
    Soyez patient... 54
    Faites Attention en Descendant les Escaliers....................54
    Choisissez la Bonne Monture..55
Quelques exercices d'Adaptation..55
Conclusion :..56
    Introduction... 58
    La Lumière : Nature et Propriétés...................................58
    Les Lois de la Réflexion... 59
    Les Lois de la Réfraction.. 60
    Les Lentilles : Fondements Optiques............................... 62
    Les Lentilles de Contact : Application Pratique............... 63
        • Types de lentilles de contact :................................64
        • Avantages des lentilles de contact :........................ 65
        • Inconvénients et précautions :................................ 65
    Conclusion...67
    Introduction :... 68
    Matériaux des Verres Optiques :..................................... 68
    Verre Minéral :... 69
        • Caractéristiques :... 69

- Avantages : 69
- Inconvénients : 70

Verre Organique : 70
  CR-39 70
  - Caractéristiques : 70
  - Avantages : 71
  - Inconvénients : 71

  Polycarbonate 71
  - Caractéristiques : 71
  - Avantages : 72
  - Inconvénients : 72

  Trivex 73
  - Caractéristiques : 73
  - Avantages : 73
  - Inconvénients : 73

Traitements de Surface des Verres : 74
  Traitement Antireflet 74
  - Fonctionnement : 74
  - Avantages : 74
  - Inconvénients : 75

  Traitement Anti-Rayures 75
  - Fonctionnement : 75
  - Avantages : 76
  - Inconvénients : 76

  Traitement Anti-Salissures et Hydrophobe 76
  - Fonctionnement : 76

- Avantages : 77
- Inconvénients : 77
Traitement Anti-UV..77
- Fonctionnement : 77
- Avantages : 78
- Inconvénients : 78

Les propriétés optiques des verres ophtalmique : 78
Indice de Réfraction et Impact sur l'Épaisseur des Verres. 78
Comprendre indice de Réfraction...................................... 79
Impact d'indice de Réfraction sur l'Épaisseur des Verres.. 80
Comparaison des Épaisseurs : 80

Les types de verres correcteurs pour lunettes ou les verres ophtalmiques...81
Les verres uni-focaux ou simples foyers............................81
Les verres multifocaux..81
Les verres progressifs..82
Les verres de proximité, ou verres dégressifs (en forme de demi-lune).. 82

Conclusion : 83
Introduction.. 85

Accueil et Conseils au Client.. 85
L'Importance de l'Accueil... 85
Les Clés d'un Bon Accueil : 86

Conseils Personnalisés : 87
Conseils Techniques : 87
Conseils Esthétiques : 88

Conseils Pratiques : 88
Choix des Montures en Fonction de la Morphologie et du Style 89
Choix des Montures selon la Morphologie 89
Taille et Proportions : 91
Choix des Montures selon le Style 91
Style Classique : 91
Style Moderne et Tendance : 92
Style Professionnel : 92
Style Décontracté : 93
Argumentaire de Vente : Comment Expliquer les Différences entre les Produits 93
Expliquer les Différences de Matériaux 93
Matériaux des Montures : 93
Expliquer les Différences de Traitements de Verres 94
Verres Anti-Reflet : 94
Verres Photochromiques : 95
Verres Haute Résistance : 95
Expliquer les Différences de Prix 95
Valeur et Durabilité : 96
Offres Complémentaires : 96
Conclusion 97
Introduction : 98
Posture du client : 98
- Position Assise 99
- Position de la Tête 99

- Alignement des Yeux..99
- Relaxation..100

Posture de l'Opticien..**100**
- Position Face au Client...100
- Regard au Niveau des Yeux......................................100
- Stabilité et Précision...101

Les mesures :..**101**
La Distance Pupillaire (DP) :.......................................101
Méthodes de Mesure :..102
- Méthode traditionnelle (à la règle) :......................102
- Pupillomètre :..103
- Mesure monoculaire :...103

La Hauteur de Montage ou de centrage :................**104**
Définition et Importance :...104

Méthodes de Mesure :..**104**
Marquage manuel :..104
Systèmes numériques :..105
Précautions :...106
Angle pantoscopique..107
Définition :..107
Méthode de Mesure :...108
Distance verre - œil..108
Définition :..108
Méthode de Mesure :...109
L'angle de galbe (ou angle de cintre)............................109
Définition :..109

Méthode de Mesure :..110
Précision Supplémentaires..110
- Utilisation de la Monture..110
- Prise de Mesures avec Attention..111
    Conclusion.. 112
Introduction.. 114
Le Frontofocomètre.. 115
Le Sphéromètre..116
Les Meuleuses.. 117
Le Bac à Ultrason.. 118
Les Pinces d'Ajustement.. 119
Le Chauffe-Monture.. 120
Le Traceur Optique.. 121
Le Bloqueur de Verres.. 122
Le Lensmeter Portable :.. 122
Conclusion.. 123
Introduction :..124
Réception et Vérification des Verres :.................................. 125
Détermination et Optimisation du Diamètre des Verres :...... 126
Ajustement et Polissage Final :.. 131
Contrôle Final et Livraison au Client :.................................. 131
Conclusion :..132
Introduction :.. 133
Rhabillages des lunettes.. 133
    Inspection Initiale des Lunettes..134

    Ajustement des Branches.. 134
    Ajustement du Pont :.. 135
    Ajustement de l'inclinaison de la monture :.................. 136
    Vérification du Centrage des Verres............................... 136
    Contrôle des Charnières et des Vis................................. 137
Précautions lors de l'Ajustement des Montures............... 137
Conclusion :.. 139
        Introduction.. 141
La Cataracte :.. 141
La Dégénérescence Maculaire Liée à l'Âge (DMLA) :...... 142
Le Glaucome :.. 143
La Rétinopathie Diabétique :... 143
Le Décollement de Rétine :.. 144
Le Kératocône :.. 144
Le Strabisme :.. 145
Pathologies des Paupières... 145
    La Blépharite.. 145
    Le Chalazion.. 146
    L'Orgelet... 146
    L'Ectropion et l'Entropion... 147
    Le Ptosis :... 147
Le Nystagmus :.. 148
La Kératite :.. 148
La Conjonctivite :.. 149
        La Neuropathie Optique :.. 149
Le Daltonisme :.. 150

Conclusion : **150**
INTRODUCTION : **152**
Les Lentilles de Contact Souples **152**
    Caractéristiques des Lentilles Souples 152
    Types de Lentilles Souples 153
    Indications pour les Lentilles Souples 153
    Contre-Indications pour les Lentilles Souples 154
Les Lentilles de Contact Rigides **155**
    Caractéristiques des Lentilles Rigides 155
    Avantages des Lentilles Rigides 155
    Indications pour les Lentilles Rigides 156
    Contre-Indications pour les Lentilles Rigides 156
Produits d'Entretien pour Lentilles de Contact **157**
    Solutions Multifonctions 157
    Solutions de Peroxyde d'Hydrogène 158
    Nettoyants à Protéines 158
    Larmes Artificielles pour Lentilles 158
    Étuis pour Lentilles 159
4- Adaptation des lentilles de contact en magasin ... **159**
    Consultation Initiale 159
        Évaluation des Besoins 159
        Examen de la Vue 160
    Sélection et Essai des Lentilles de Contact 160
        Choix des Lentilles 161
        Essai et Ajustement 161
Formation à la manipulation des lentilles **162**

Insertion et Retrait.. 162
Entretien des Lentilles... 162
Suivi et Ajustements.. 163
Visite de Suivi... 163
Gestion des Problèmes Courants... 163
Conseils Personnalisés et Vente de Produits Associés...... 164
Conseils Personnalisés... 164
Vente de Produits Associés.. 164
Conclusion.. 165
Introduction :... 166
1. Accueil et Compréhension des Besoins............................ 166
1.1- Accueil des Enfants et de leurs Parents..................... 166
1.2- Identification des Besoins Spécifiques..................... 167
2- Examen de la Vue... 168
2.1- Préparation à l'Examen... 168
2.2- Réalisation de l'Examen de la Vue............................ 169
3- Choix des Montures... 170
3.1- Présentation des Montures pour Enfants.................. 170
3.2- Évaluation du Confort et de l'Adaptation................ 170
4- Choix des Verres.. 171
4.1- Sélection des Verres Adaptés aux Enfants............... 171
4.2- Discussion sur les Traitements Spécifiques............. 172
5- Prise de Mesures et Ajustement des Lunettes............... 173
5.2- Prise de Mesures Précises... 173
5.3- Finalisation de la Commande..................................... 174
6- Livraison et Ajustement Final... 175

    6.1- Remise des Lunettes.. 175
    6.2- Conseils d'Entretien et d'Utilisation........................175
7- Suivi et Service Après-Vente.. 176
    7.1- Suivi Régulier.. 176
    7.2- Gestion des Réclamations.. 177
        Résumé des Compétences Acquises........................ 180
Évolution du Métier : L'Avenir de l'Optique et les Tendances Émergentes.. 182

Avant-propos:

L'optique, discipline scientifique ancienne et fascinante, trouve aujourd'hui des applications essentielles dans le domaine de l'optique en magasin, où elle se traduit par une interaction directe avec les besoins visuels des individus. Ce livre, Les bases théoriques et pratiques de l'optique en magasin, est né du désir de créer un pont entre les connaissances fondamentales de l'optique et leur application concrète dans un environnement professionnel.

Dans un monde où les exigences visuelles évoluent avec les modes de vie modernes et les avancées technologiques, les professionnels de l'optique doivent maîtriser non seulement les principes scientifiques, mais également les savoir-faire pratiques nécessaires à la satisfaction des attentes de leurs clients. De la compréhension des lois fondamentales de la réfraction et de la réflexion à la manipulation des équipements spécialisés, ce livre vise à offrir une vision complète et accessible du métier d'opticien en magasin.

Ce guide s'adresse à un public varié : étudiants en formation, professionnels en quête de perfectionnement, ou toute personne souhaitant approfondir ses connaissances dans ce domaine passionnant. Les chapitres sont organisés de manière à couvrir les concepts théoriques essentiels avant de passer à des exemples concrets et des cas pratiques rencontrés au quotidien dans le milieu professionnel.

En écrivant cet ouvrage, j'ai souhaité adopter une approche pédagogique et pragmatique, combinant rigueur scientifique et simplicité d'application. Mon ambition est qu'il devienne un outil de référence utile pour tous ceux qui souhaitent exceller dans l'art et la science de l'optique, au service du bien-être visuel.

Je tiens à exprimer ma gratitude à tous ceux qui ont contribué à la réalisation de cet ouvrage : enseignants, collègues, et surtout les clients, dont les besoins et retours ont constamment inspiré ma réflexion. Que cet ouvrage accompagne vos premiers pas ou renforce vos connaissances dans cette discipline à la fois technique et humaine.

Bonne lecture, et que la lumière de la connaissance éclaire votre chemin dans l'univers captivant de l'optique en magasin.

TAKOUDOUM CYRILLE VADEX

INTRODUCTION

Introduction

L'optique en magasin est bien plus qu'une simple activité commerciale consistant à vendre des lunettes. Elle est au cœur d'un domaine médical et technique essentiel à la santé publique : celui de la correction et de la protection de la vision. En tant qu'opticien optométriste, vous êtes à la croisée des chemins entre la science de la vision, la technologie optique, et le service à la clientèle. Votre rôle est crucial, car il touche directement à la qualité de vie des individus en leur permettant de mieux voir et, par conséquent, de mieux vivre.

L'Importance du métier d'opticien optométriste

L'opticien optométriste joue un rôle central dans le parcours de soins visuels. Vous êtes souvent le premier contact pour les patients lorsqu'il s'agit de problèmes de vision. À travers votre expertise, vous diagnostiquez les troubles visuels, proposez des solutions adaptées, et assurez un suivi régulier de l'évolution des besoins visuels de vos clients.

Votre métier ne se limite pas à la simple vente de lunettes ou de lentilles de contact. Il s'agit également de conseiller vos clients sur le choix des équipements les mieux adaptés à leur morphologie, à leur style de vie, et à leurs préférences esthétiques, tout en tenant compte de leurs prescriptions médicales. En outre, vous jouez un rôle préventif en détectant des anomalies visuelles qui pourraient nécessiter une consultation plus poussée avec un ophtalmologue.

La précision de vos conseils et la qualité de votre travail ont un impact direct sur la satisfaction de vos clients, mais aussi sur leur santé oculaire à long terme. En effet, une correction mal adaptée peut entraîner des problèmes supplémentaires, comme des maux de tête, de la fatigue visuelle, voire une aggravation des troubles existants. C'est pourquoi votre expertise technique, votre sens du service, et votre capacité à écouter et comprendre les besoins de vos clients sont essentiels.

Le Rôle de l'opticien optométriste

Le rôle de l'opticien optométriste est multiple et englobe divers aspects essentiels au bien-être visuel de ses clients :

- **Évaluation et correction de la vision :** Vous effectuez des examens de la vue pour évaluer l'acuité visuelle et identifier les défauts réfractifs tels que la myopie, l'hypermétropie, l'astigmatisme, et la presbytie. Vous interprétez les prescriptions optiques rédigées par les ophtalmologues et proposez des solutions correctives adaptées.

- **Conseil et adaptation :** En fonction des résultats de l'examen de la vue et des besoins spécifiques du client, vous conseillez sur le choix des verres correcteurs, des lentilles de contact, ou des aides visuelles spécifiques. Vous tenez compte des aspects techniques, mais aussi des préférences esthétiques et pratiques de chaque client.
- **Fabrication et ajustement :** Une fois les solutions correctives choisies, vous supervisez ou participez à la fabrication des verres, ainsi qu'à l'assemblage des montures. Vous procédez à l'ajustement des lunettes pour garantir un confort optimal et une correction efficace.
- **Suivi et entretien :** Vous assurez un suivi régulier des patients pour ajuster les corrections si nécessaire. Vous les conseillez également sur l'entretien de leurs équipements optiques pour garantir leur durabilité et leur efficacité.

- **Rôle préventif et éducatif :** Vous sensibilisez vos clients aux bonnes pratiques pour protéger leur vision, comme l'importance de porter des lunettes de soleil adaptées, de faire des pauses régulières lors de travaux sur écran, ou encore de consulter régulièrement un spécialiste.

Objectifs du Livre

Ce livre a pour ambition de vous fournir les outils nécessaires pour exceller dans votre pratique quotidienne d'opticien optométriste. À travers les différents chapitres, nous explorerons les concepts de base et avancés qui régissent votre métier, de la physiologie de l'œil à la technologie des verres correcteurs, en passant par les techniques d'adaptation des lentilles et les innovations dans le domaine de l'optique.

À la fin de ce livre, vous serez capable :

- De comprendre les principes fondamentaux de l'optique et de l'optométrie.
- D'appliquer ces concepts dans le cadre d'examens de la vue précis et adaptés aux besoins de chaque patient.

- De conseiller efficacement vos clients en matière de choix de lunettes et de lentilles, en tenant compte de leur style de vie et de leurs besoins spécifiques.
- De maîtriser les techniques de fabrication, d'ajustement, et d'entretien des équipements optiques.
- De développer une approche proactive et préventive pour améliorer la santé visuelle de vos clients sur le long terme.

En poursuivant votre lecture, vous approfondirez vos connaissances et affinerez vos compétences, vous permettant ainsi de fournir un service d'excellence à chaque personne qui franchit la porte de votre magasin.

PARTIE 1 : ANATOMIE ET FONCTIONNEMENT DU SYSTÈME VISUEL

CHAPITRE 1 : ANATOMIE ET AMÉTROPIE OCULAIRE

INTRODUCTION :

Pour les hommes, la vue est le moyen le plus important de percevoir le monde environnant. L'œil est un organe qui permet de capter les images et de les transformer en informations lumineuses pour le cerveau. Il est responsable à plus de 70% de toutes les informations que nous recevons au quotidien. Cet organe est défini comme étant la caméra la plus aboutie et la plus complexe du monde ; chaque partie de cet organe joue un rôle important. Ce chapitre explore les principales anomalies réfractives, telles que la myopie, l'hypermétropie, l'astigmatisme, et la presbytie. Comprendre ces conditions, leurs causes, leurs symptômes, et les moyens de les corriger est crucial pour tout opticien-optométriste, afin de mieux accompagner et conseiller les patients dans la gestion de leur santé visuelle.

Anatomie du globe oculaire

Le globe oculaire ou l'œil est protégé par l'orbite qui est un cadre osseux inextensible de forme pyramidale. Il est formé de

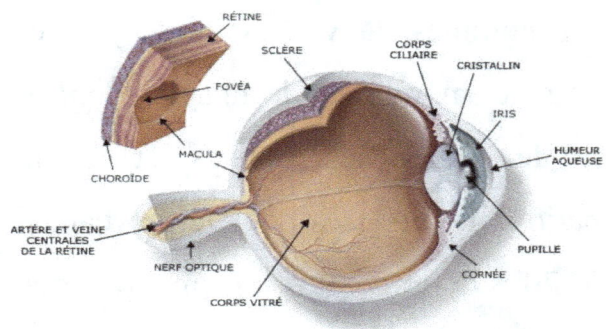

2.2 à 2.5 cm de diamètre, il pèse entre 7 et 8 grammes.

Figure 1 : coupe de l'œil humain

Les protections de l'œil

Les paupières

Les paupières protègent l'œil et bloquent les rayons lumineux lorsqu'ils sont indésirables. Elles ont également pour fonction de lubrifier l'œil d'où cet effet de cligner constamment des yeux.

Le système de lubrification

L'œil est lubrifié par trois couches donc la plus superficielle est huileuse et diminue l'évaporation, elle est produite par les glandes de meibomius présent sur le bord de la paupière. La couche intermédiaire est aqueuse, elle est produite par les glandes lacrymales placées sous le sourcil juste au-dessus de l'œil. La dernière couche est formée de protéines, elle est sécrétée par de petites glandes réparties à la surface de la conjonctive.

NB : l'œil doit être lubrifié par les larmes, sinon on le dit sec

La conjonctive

La conjonctive est une membrane protectrice qui tapisse la face interne des paupières et la face externe (quand elle est irritée on parle de conjonctive).

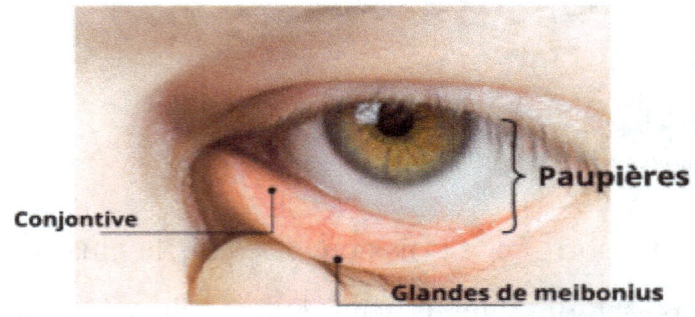

Figure 2 : les protections de l'œil

Les composants de l'œil et leur fonctionnement

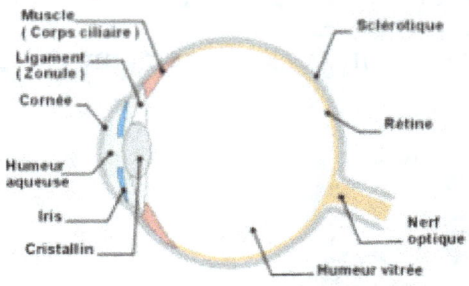

Figure 3 : coupe de l'œil

La cornée

C'est la membrane antérieure et **transparente de l'œil,** c'est par elle que la lumière pénètre et nous permet de voir clairement. La cornée doit toujours être parfaitement propre et transparente. **La fermeture régulière des paupières (clignement) et la sécrétion lacrymale permet de maintenir la surface de la cornée libre de toute impureté.**

La sclère

La sclère est le tissu blanc qui forme la paroi externe de la plus grande partie de l'œil, elle joue un rôle protecteur, elle se déforme et se déchire difficilement.

La choroïde

Sous la surface blanche, il y a une couche plus foncée, appelée choroïde, très riche en vaisseaux, elle est comme une éponge et son rôle est de nourrir la majorité des structures de la rétine.

L'iris

L'iris est la partie colorée de l'œil. C'est un muscle circulaire avec une ouverture centrale appelée pupille. Elle se relâche et se contracte selon les conditions pour laisser passer la quantité adaptée de lumière.

Nb : l'iris est le diaphragme de l'œil.

Le cristallin

Il est suspendu directement derrière la pupille par de petits filaments élastiques appelés **zonules**. Il fait converger la lumière et est responsable de 40% du pouvoir de réfraction de l'œil.

La corp ciliaire

La corp ciliaire est une petite formation en anneau localisé derrière la partie externe de l'iris et attaché à la sclère. (Il est constitué de deux parties, un muscle circulaire agissant avec les zonules pour changer la forme du cristallin et une partie glandulaire qui sécrète l'humeur aqueuse).

Humeur aqueuse

C'est un liquide clair produit par le corps ciliaire derrière l'iris. Il transporte les nutriments dans la partie antérieure de l'œil et contribue à maintenir la pression oculaire.

La corp vitrée

Le corps vitré est une substance claire et gélatineuse qui remplit la chambre postérieure de l'œil. Il n'a pas de fonction connue.

La rétine

Elle peut être considérée comme une extension du cerveau et est constituée d'une fine membrane photosensible qui recouvre la paroi postérieure interne de l'œil. Son rôle est de capter les rayons lumineux qui pénètrent dans l'œil et de transformer l'information reçue en un message que le cerveau saura déchiffrer.

La macula

La macula est la région centrale de la rétine qui contient la majorité des cônes. Elle est responsable de la vision détaillée, c'est elle qui permet la lecture.

Nerf optique

Le nerf optique relie, comme un câble électrique, la rétine de l'œil avec le cerveau. Son rôle est de transporter des impulsions électriques formées au niveau de la rétine jusqu'au cerveau pour que le message soit interprété.

Les muscles de l'œil

Les mouvements de l'œil sont contrôlés par un ensemble de six muscles qui lui permettent de bouger librement dans toutes les directions. Ces muscles s'attachent en haut, en bas et de chaque côté du globe oculaire.

Les Amétropies, emmétropies et Notion d'Accommodation :

Un œil **amétrope** est un œil optiquement imparfait, qui se vérifie à travers la réalisation d'une réfraction qui est l'étude de la convergence d'une image sur la rétine. On appelle également **emmétrope** un œil qui, au repos, peut faire converger de loin une image nette sur la rétine. Pour avoir une image nette sur la rétine, il faut que tous les milieux qu'il traverse soient transparents. Les lentilles qui permettent de faire converger l'image sont la cornée et le cristallin. Lorsque l'image se rapproche, le cristallin permet de la faire converger sur la rétine, nous appelons cela l'accommodation. Les principales amétropies sont : **la Myopie, l'hypermétropie, et l'astigmatisme.**

Causes, symptôme et traitement des amétropies ou défaut optique

Myopie

Chez l'œil Myope est un œil trop long par rapport à son système optique. L'image d'un objet se forme devant la rétine. Le myope voit flou de loin mais son cristallin est au repos, et c'est un avantage pour lui lorsqu'il devient presbyte. Il est possible de corriger le myope par des lunettes, des lentilles de contact et la chirurgie au laser.

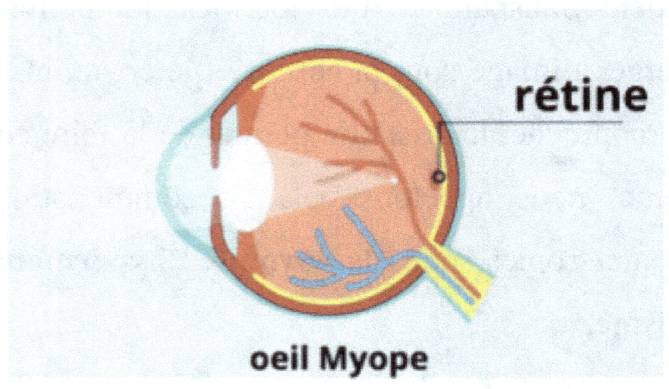

Figure 4 : un œil Myope

L'hypermétropie

Chez **l'hypermétrope, l'œil est trop court par rapport à son système optique. L'image d'un objet se forme derrière la rétine**. Grâce au cristallin qui accommode, l'image peut se former sur la rétine au dépend d'une fatigue oculaire augmentée. Chez les enfants, cela se traduit par des céphalées après une activité de près ou en fin de journée. Chez l'adulte jeune, cela se traduit par une vision de plus en plus difficile de près. Il est possible de corriger l'hypermétropie par des lunettes, des lentilles de contact et la chirurgie au laser sous certaines conditions.

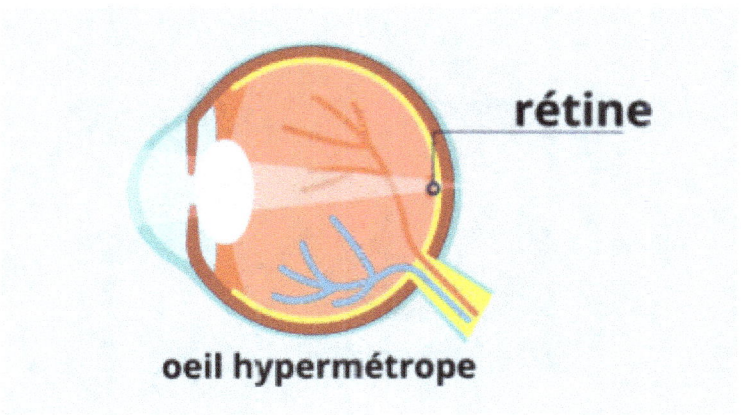

Figure 5 : un œil hypermétrope

L'astigmatisme

Chez l'astigmate, la courbure de la cornée ou du cristallin n'est pas égale. On dit que la cornée est comme un ballon de rugby, plutôt que comme un ballon de football. Il existe deux axes de courbure différents. Si l'astigmate regarde une horloge, certaines heures sur le cadrant seront perçues comme floues. Ce défaut visuel peut être combiné avec une myopie ou une hypermétropie. Il est possible de corriger l'astigmatisme par des lunettes, des lentilles de contact, la chirurgie ou la chirurgie au laser.

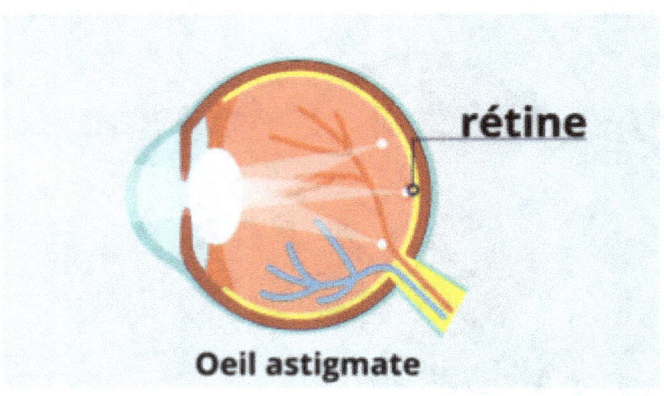

Figure 6 : Un œil astigmate

La presbytie

La presbytie est la perte de l'accommodation. Elle débute à partir de 40 ans chez tous les humains. Le cristallin s'épaissit et il ne permet plus de rapprocher l'image aussi facilement. Qu'auparavant. Cela se traduit, au début, par une vision légèrement floue. Il existe une latence quand on regarde rapidement de loin et de près. Puis le bras devient progressivement trop court. Il est possible de corriger la presbytie par des lunettes : demi-verre, double flyer, progressives ; l'avantage d'un verre progressif est qu'il permet une vision nette à toutes les distances.

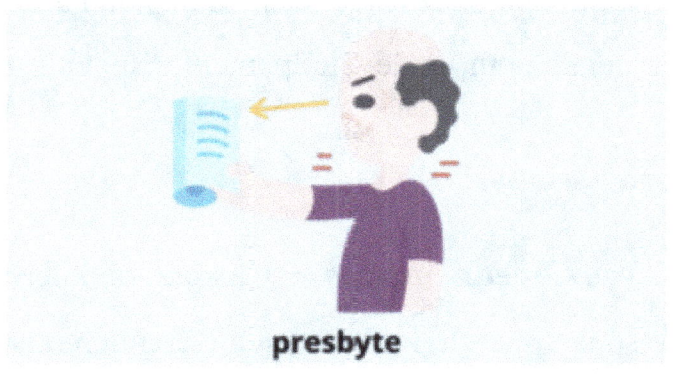

Figure 7 : comportement visuel d'un presbyte

La vision binoculaire :

La vision binoculaire est la capacité de l'œil humain à percevoir une seule image cohérente à partir des deux images légèrement différentes captées par chaque œil. Ce processus permet une meilleure perception de la profondeur, une vision en relief **(stéréoscopique)**, et une appréciation plus précise des distances. La vision binoculaire est une fonction visuelle essentielle qui permet une perception précise de la profondeur et un champ de vision plus large. Les troubles de la vision binoculaire peuvent avoir un impact significatif sur la qualité de vie, mais des traitements efficaces existent pour corriger ces problèmes, notamment chez les jeunes enfants où l'intervention précoce est cruciale pour un développement visuel normal.

Principe de la Vision Binoculaire

- **Deux yeux, deux images** : Chaque œil perçoit une image sous un angle légèrement différent en raison de la distance qui les sépare **(environ 6 à 7 cm chez un adulte)**.
- **Fusion des images** : Le cerveau reçoit ces deux images via les nerfs optiques et les fusionne pour créer une seule image tridimensionnelle. Ce processus est connu sous le nom de fusion binoculaire.
- **Perception de la profondeur** : Grâce à la fusion des images, la vision binoculaire permet de juger les distances et la profondeur avec précision, un phénomène appelé **stéréopsie.**

Avantages de la Vision Binoculaire

- **Perception de la profondeur** : La vision en relief permet d'évaluer les distances avec précision, ce qui est

essentiel pour des activités comme conduire, jouer au sport, ou attraper des objets.
- **Champ visuel élargi** : La combinaison des champs visuels de chaque œil permet d'avoir un champ de vision plus large que celui obtenu avec un seul œil.
- **Réserve visuelle** : Si un œil est temporairement ou partiellement obstrué, l'autre œil peut toujours fournir une vision complète, assurant une certaine continuité dans la perception visuelle.

4.3. Conditions nécessaires pour une bonne Vision Binoculaire

- **Alignement des yeux** : Les deux yeux doivent être correctement alignés pour que les images soient fusionnées correctement. Un mauvais alignement **(comme dans le strabisme)** peut conduire à une vision double ou à une suppression de l'image de l'un des yeux par le cerveau.
- **Acuité visuelle similaire** : Les deux yeux doivent avoir une acuité visuelle similaire pour que le cerveau puisse

fusionner efficacement les images. Si un œil est significativement plus faible, cela peut nuire à la vision binoculaire.
- **Fonctionnement normal des voies nerveuses** : Les nerfs optiques et les centres visuels du cerveau doivent fonctionner normalement pour traiter et fusionner les images correctement.

Troubles de la Vision Binoculaire

- **Strabisme** : Un désalignement des yeux qui empêche la fusion correcte des images, conduisant à une vision double ou à l'amblyopie **(œil paresseux)**.
- **Amblyopie** : Lorsqu'un œil n'a pas une bonne acuité visuelle, le cerveau peut ignorer l'image de cet œil, perturbant ainsi la vision binoculaire.
- **Diplopie** : Vision double causée par un désalignement des yeux ou par des troubles neurologiques.

Importance de la Vision Binoculaire

- **Pour les enfants** : Le développement de la vision binoculaire commence dès les premiers mois de vie et se poursuit jusqu'à environ 8 ans. Un dépistage précoce et une correction des anomalies (comme le strabisme) sont essentiels pour permettre le développement d'une vision normale.
- **Pour les adultes** : La vision binoculaire est cruciale pour de nombreuses activités quotidiennes et professionnelles. La perte de cette capacité, par exemple en raison d'un accident ou d'une maladie, peut grandement affecter la qualité de vie.

Évaluation et Traitement

Tests de la vision binoculaire : Les ophtalmologistes et les orthoptistes utilisent divers tests, comme le test de Maddox, le test de Worth, et l'examen au synoptophore, pour évaluer la vision binoculaire.

Traitement : Le traitement dépend du trouble sous-jacent. Il peut inclure des lunettes, des exercices orthoptiques, ou, dans certains cas, une chirurgie pour réaligner les yeux.

Conclusion

La connaissance de l'anatomie et des amétropies visuelles est essentielle pour tout professionnel de l'optique. En comprenant les différentes anomalies réfractives, vous serez mieux équipé pour diagnostiquer.

CHAPITRE 2 : COMPENSATION DES AMÉTROPIES

INTRODUCTION :

Les verres compensateurs des amétropies sont placés devant l'œil pour permettre au client de voir nette à l'infini sans accommoder. Il existe deux systèmes de verre en optique à savoir **les verres de lunette et les lentilles de contact.** La valeur du verre compensateur dépend des caractéristiques de l'amétropie. Dans ce chapitre, nous allons voir les compensations de chaque défaut optique.

L'examen de la vue

Avant de compenser une **Amétropie**, il est important de connaître sa valeur et le type de défaut visuel, cette mesure est généralement réalisée par un ophtalmologue ou un optométriste dont le but est de déterminer et quantifier l'importance de l'amétropie. L'unité de mesure d'une amétropie est la dioptrie **(D)**. À la fin de l'examen de vue, le spécialiste remet une ordonnance de lunette ou de lentille de contact. C'est sur la base des résultats transmis par ce dernier que nous allons déterminer le type de compensation qui correspond le mieux à notre client.

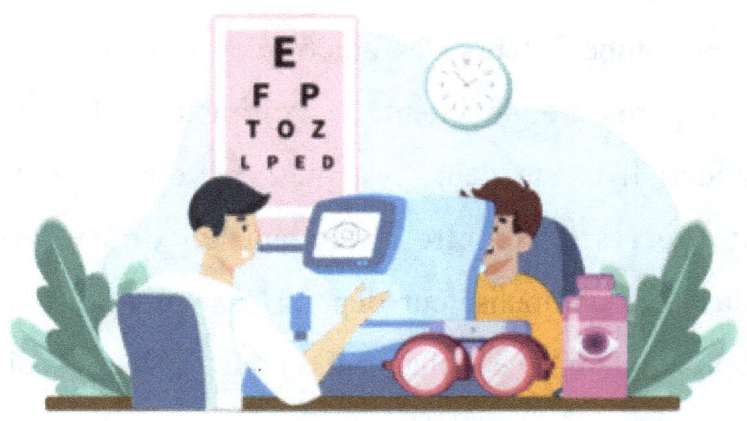

Comment lire une ordonnance de lunette :

Généralement sur les ordonnances nous avons 1 à 3 éléments qui indique le pouvoir correcteur des lunettes ou de la lentille. Ces éléments sont des valeurs chiffrées, qui correspondent à la puissance nécessaire du verre, exprimée en dioptries.

La première valeur est la puissance sphérique du verre (ou, plus simplement, la sphère). Si cette valeur est précédée par un "+", le verre est dit "convergent" et permet la correction de l'hypermétropie. **Grâce à ce verre, l'image est avancée vers la rétine.**

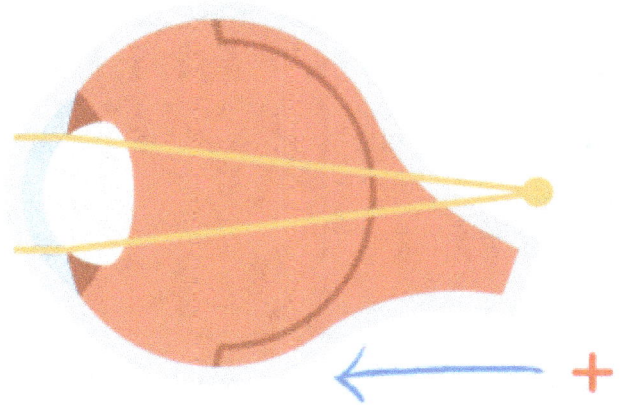

Si cette valeur est précédée par un "-", le verre est dit "divergent" et permet la correction de la myopie. **L'image est,**

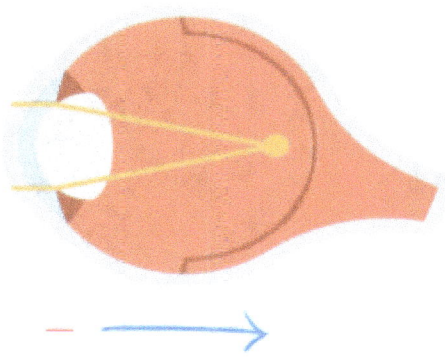

cette fois, reculée vers la rétine.

Si le verre est neutre, le terme "plan" ou "0.00" indique qu'aucune correction sphérique n'est nécessaire.

La deuxième valeur est indiquée entre parenthèses. Il s'agit de la puissance cylindrique du verre, qui permet de corriger l'astigmatisme. Cette correction n'est pas obligatoire si le client n'est pas astigmate.

Si cette valeur existe, elle sera dans la plupart du temps précédée du signe "-" ou "+" Il s'agit simplement d'une convention de rédaction.

La troisième valeur complète la deuxième. Il s'agit d'un axe de rotation par rapport à l'horizontale. En effet, pour choisir correctement les verres de lunette, vous devez savoir dans quel sens est orienté celui-ci, en cas d'astigmatisme.

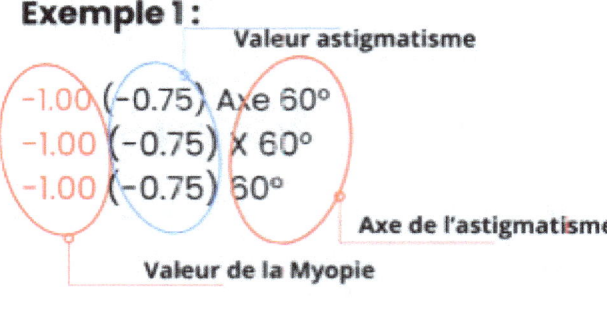

ou

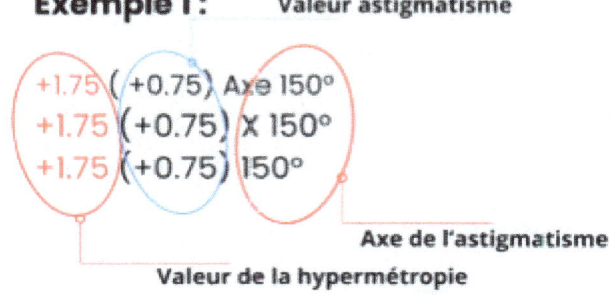

Si le client est presbyte, une quatrième valeur chiffrée apparaît sur l'ordonnance, qui correspond **à l'addition sphérique.** Cette valeur est toujours précédée du terme **"Addition" (ou Add") et du signe "+".**

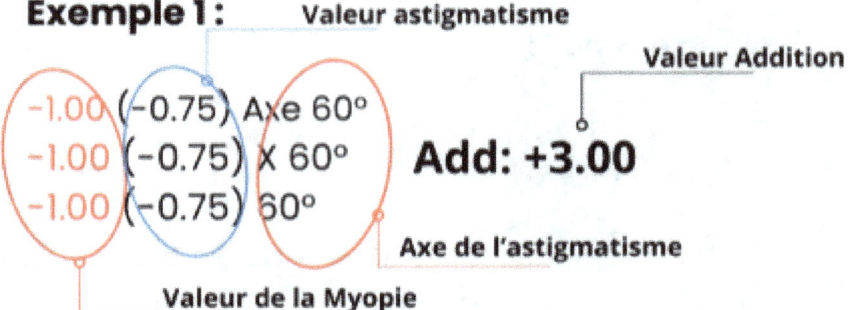

Dans l'immense majorité des cas, la valeur est la même pour les deux yeux. Le client pourra demander à utiliser une paire de lunettes pour la vision de loin et une autre paire pour la vision de près, dans ce cas soit l'ophtalmologue le fait au moment de la prescription ou l'opticien le fait lors de sa commande de verre. Dans ce cas, vous devrez équiper le client avec 2 paires de lunettes ou 3 paires.

Comment choisir les verres :

Lorsque le client vous remet son ordonnance, en fonction de l'amétropie et de ses besoins, il vous revient de lui proposer un verre en fonction de votre catalogue et en vous basant sur les valeurs prescrites par l'ophtalmologue.

La myopie

La myopie est compensée par **un verre divergent.** Le principe est de placer devant l'œil myope une lentille dite divergente qui va éclater les faisceaux optiques et donner l'illusion à l'œil qu'il voit un objet proche. **Cette lentille divergente est fine en son centre et va en s'épaississant sur les tranches.** Sur l'ordonnance, l'Ophtalmologue décrit les caractéristiques de la lentille à positionner devant l'œil pour que les faisceaux optiques venant de l'infini (objet lointain) convergent correctement sur la rétine.

L'épaisseur est plus fine au centre et le verre s'épaissit lorsque l'on s'éloigne de ce centre. Plus on choisira un verre moins épais **(1.5, 1.6, 1.67, 1.74)**, plus la face avant et arrière du verre sera parallèle.

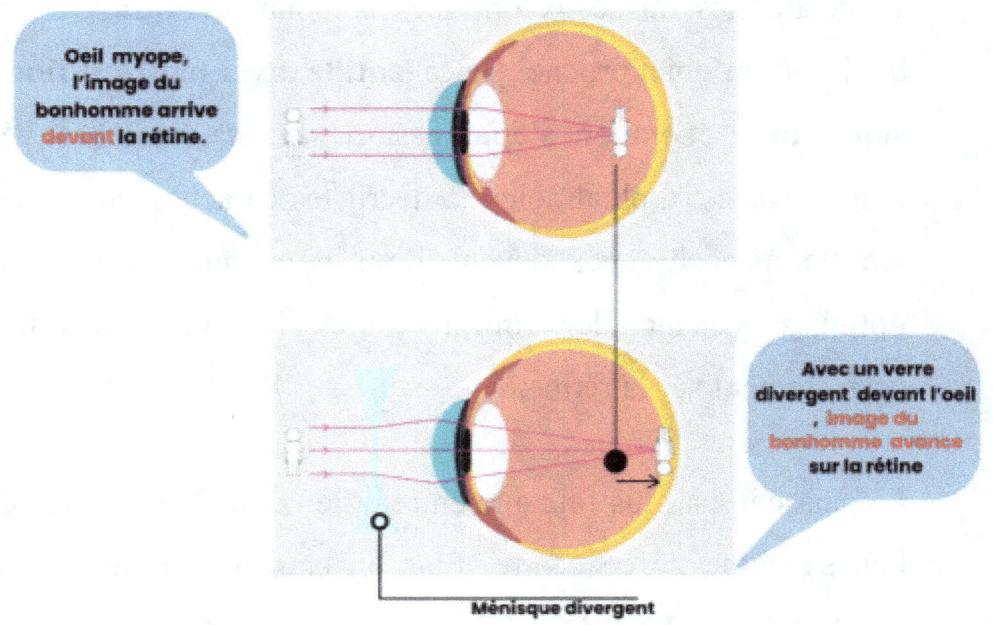

Hypermétropie

L'hypermétropie se compense avec des **verres convergent**. Les verres correcteurs doivent faire converger la lumière. Les verres à degré positif ou dioptrie positive permettent de converger et de diriger correctement la lumière sur la rétine et favorisent la bonne vision. Plus la correction sera importante, plus l'effet de convergence de la lumière sera important. **Ces verres de correction pour hypermétrope sont également appelés « verres convexes ».** Ces verres ont la particularité d'avoir des bords fins et un centre plus épais, qui peut entraîner un effet de loupe, si la monture qui l'accompagne est mal choisie. Toutefois, vous pouvez proposer à votre client de limiter cet effet de loupe en optant pour des verres amincis.

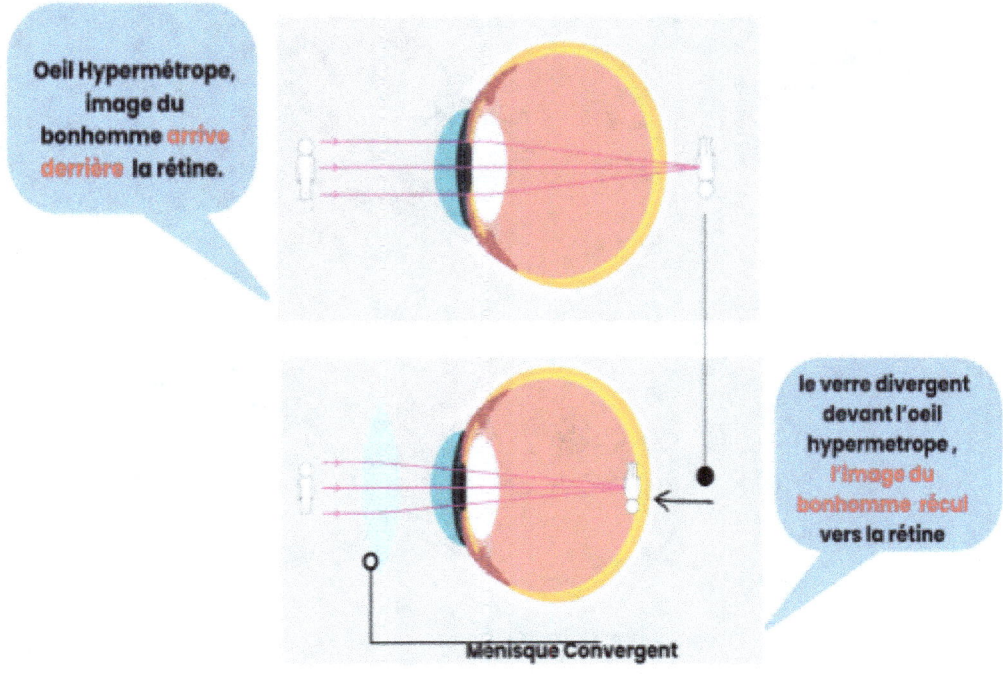

Astigmatisme

L'astigmatisme se corrige à l'aide **de verre torique** dont les courbures compensent celles de la cornée. Le verre a une épaisseur variable au bord, car la puissance de correction diffère selon l'axe de l'astigmatisme. La différence d'épaisseur est d'autant plus importante que l'astigmatisme est fort.

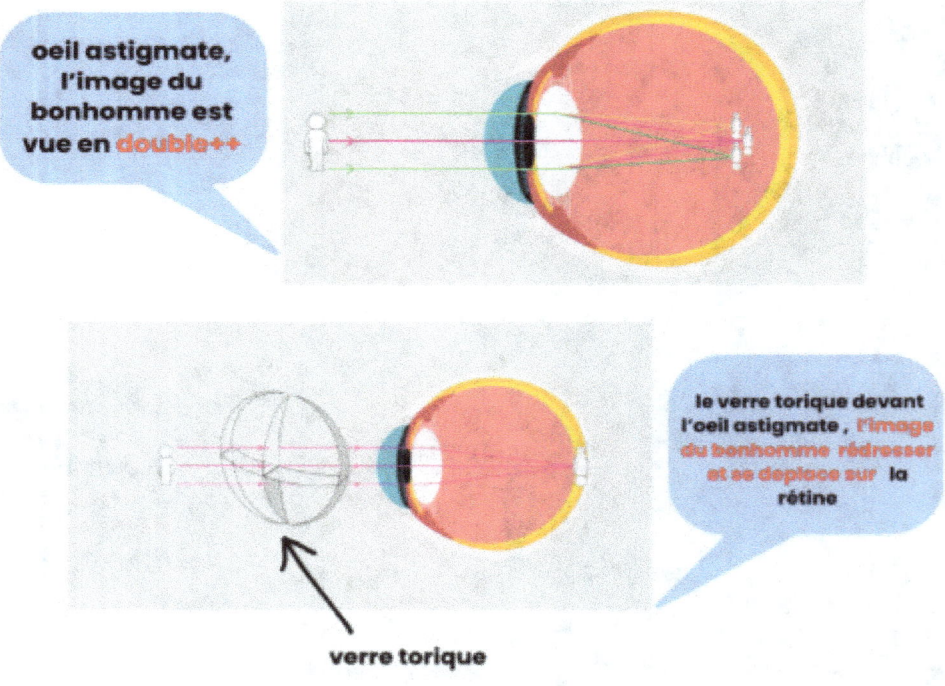

Presbytie

La presbytie se corrige avec **des verres progressifs.** Le verre progressif est un verre dont la correction varie régulièrement du haut vers le bas du verre et ceci sans délimitation apparente. **Dans sa partie supérieure se situe la zone de vision de loin, et dans sa partie basse la zone de vision de près.** Ces deux zones sont reliées par un couloir dit **« de progression »** dédié à la vision des distances intermédiaires.

Il existe plusieurs types de verre progressif en fonction de la zone de vision et des aberrations présentes sur le verre. Généralement, il est déconseillé d'attendre un stade avancé de la presbytie pour adopter les verres progressifs. Plus la

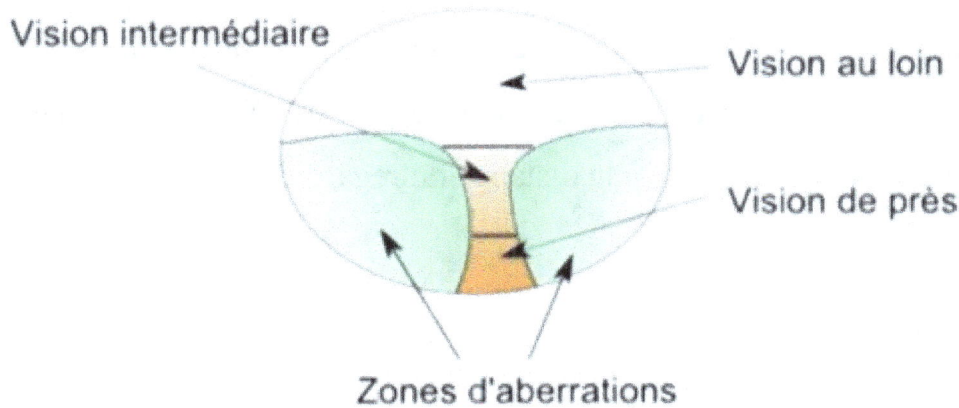

presbytie évolue, p**lus la correction prescrite pour la vision de près (addition) augmente et plus les aberrations induites dans le verre sont importantes.** Moins il y a d'aberrations sur un verre, plus l'adaptation est facile, rapide et confortable. Il est important de proposer à votre client de s 'équiper dès le début de sa presbytie en verres progressifs pour qu'il s'adapte le plus rapidement.

Comprendre le fonctionnement des verres progressifs :

Comment s'adapter avec les verres progressifs :

L'adaptation à ce type de verre est différente d'un client à l'autre. Il faut demander au client de persévérer pour s'y habituer plus rapidement. Pour une bonne adaptation, il faut respecter un certain nombre de règles de base (centrage par rapport à la pupille, au bas de la monture, …). Il est également nécessaire d'ajuster verticalement le port de tête pour adapter la puissance du verre à la distance du regard du client.

Fonctionnement des Verres Progressifs

Trois zones de vision : Les verres progressifs comportent trois zones principales :

- **Zone de loin** : En haut du verre pour voir les objets éloignés.
- **Zone intermédiaire** : Au milieu du verre pour les distances moyennes, comme travailler sur un ordinateur.
- **Zone de près** : En bas du verre pour lire ou effectuer des travaux de précision.
- **Zone de transition** : Entre ces zones, il y a une zone de transition progressive sans lignes visibles, ce qui peut provoquer une légère distorsion sur les côtés.

Le port régulier des lunettes

- **Port constant** : conseillez à votre client de porter ses nouvelles lunettes aussi souvent que possible, idéalement toute la journée. Ils doivent éviter de revenir à aux anciennes lunettes, car cela peut ralentir le processus d'adaptation.

- **Adaptation progressive** : expliquez-leur qu'ils doivent prendre le temps de s'habituer à regarder à travers différentes parties des verres pour différentes distances.

Mouvement de la Tête et des Yeux

Expliquer ceci à votre client

- **Bouger la tête, pas seulement les yeux** : Lorsqu'il (elle) regarde quelque chose, il ou elle doit tourner légèrement la tête plutôt que de seulement bouger vos yeux. Cela va aider à regarder à travers la bonne partie du verre.
- **Incliner la tête** : Pour la vision de près (comme la lecture), il faudra incliner un peu la tête vers le bas pour regarder à travers la partie inférieure des verres.

Prendre Son Temps pour Lire

Demander à votre client d'adopter cette attitude :

- **Lecture en ligne droite** : Lorsque vous lisez, tenez votre livre ou votre téléphone dans l'axe de votre regard et à une distance confortable. Faites attention à ne pas déplacer trop rapidement vos yeux de gauche à droite pour éviter les distorsions.

- **Position et distance** : Trouvez la distance de lecture la plus confortable pour vous, généralement entre 30 et 40 cm.

Soyez patient

Expliquez à votre client qu'il (elle) doit être patient (e) :

- **Temps d'adaptation** : L'adaptation peut prendre de quelques jours à quelques semaines. C'est tout à fait normal de ressentir des maux de tête, des vertiges, ou une sensation de déséquilibre au début.
- **Consulter si nécessaire** : Si après 2 à 3 semaines vous rencontrez encore des difficultés, consultez votre opticien ou votre ophtalmologiste pour un ajustement des verres ou des montures.

Faites Attention en Descendant les Escaliers

- **Vision de près pour les pieds** : Lorsque vous descendez des escaliers, faites attention, car vous pourrez regarder à travers la zone de vision de près, ce qui peut déformer la perception de la distance. Inclinez légèrement la tête pour voir à travers la partie supérieure du verre.

Choisissez la Bonne Monture

- **Taille et ajustement** : Une monture mal ajustée peut rendre difficile l'utilisation des verres progressifs. Assurez-vous que vos lunettes sont bien ajustées sur votre visage, sans glisser.
- **Champ visuel** : Une monture trop petite peut limiter le champ de vision. Une monture de taille moyenne à grande est souvent préférable pour les verres progressifs.

Quelques exercices d'Adaptation

- **Regardez à différentes distances** : Pratiquez à regarder des objets à différentes distances (par exemple, lire, regarder la télévision, puis regarder au loin par la fenêtre) pour vous familiariser avec les différentes zones du verre.

- **Pratique en mouvements** : Marchez à l'intérieur de votre maison, en vous concentrant sur la perception des distances et des changements de niveaux pour vous habituer à la transition fluide entre les zones de vision.

Conclusion :

La compensation des amétropies est une étape très importante et déterminante pour garantir une bonne vue à votre client. Une connaissance approfondie de ces aspects vous permettra de mieux conseiller vos clients.

PARTIE 2 : LES BASES DE L'OPTIQUE

Chapitre 3 : Les Fondamentaux de l'Optique

Introduction

Avant de pouvoir corriger les défauts visuels ou adapter des solutions optiques, il est essentiel de bien comprendre les principes fondamentaux de l'optique. Ce chapitre explore les concepts de base, notamment la nature de la lumière, les lois de **la réfraction** et de **la réflexion**, ainsi que le fonctionnement des lentilles. Ces notions sont indispensables pour comprendre comment les verres correcteurs et les lentilles de contact modifient le trajet des rayons lumineux afin de corriger la vision.

La Lumière : Nature et Propriétés

La lumière est une forme d'énergie qui se déplace sous forme d'ondes électromagnétiques. Elle est essentielle pour la vision, car c'est grâce à elle que l'œil humain perçoit les objets de son environnement. Les ondes lumineuses se déplacent en ligne droite dans un milieu homogène et peuvent être caractérisées par leur longueur d'onde, qui détermine la couleur de la lumière visible.

La lumière peut se comporter de plusieurs façons lorsqu'elle interagit avec différents matériaux :

- **Réflexion :** Lorsqu'un rayon lumineux rencontre une surface, il peut rebondir. Cette réflexion obéit à des lois précises que nous explorerons plus en détail.
- **Réfraction :** La lumière peut également être déviée lorsqu'elle traverse d'un milieu à un autre, phénomène crucial pour comprendre comment les lentilles fonctionnent.
- **Absorption :** Une partie de la lumière peut être absorbée par un matériau, ce qui peut influencer la couleur que nous percevons.
- **Diffusion :** La lumière peut être dispersée dans plusieurs directions, en particulier lorsqu'elle traverse un milieu non homogène.

Les Lois de la Réflexion

La réflexion de la lumière se produit lorsqu'un rayon lumineux atteint une surface et est renvoyé dans le même milieu. Ce phénomène est gouverné par deux lois fondamentales :

- **Loi de l'égalité des angles :** L'angle d'incidence (l'angle entre le rayon incident et la normale à la surface au point d'incidence) est égal à l'angle de réflexion (l'angle entre le rayon réfléchi et la normale).
- **Loi de coplanarité :** Le rayon incident, la normale à la surface, et le rayon réfléchi se situent tous dans le même plan.

Ces lois expliquent pourquoi un miroir renvoie l'image d'un objet en respectant certaines symétries et pourquoi les surfaces polies donnent des réflexions nettes.

Les Lois de la Réfraction

La réfraction est le phénomène par lequel la lumière change de direction lorsqu'elle passe d'un milieu à un autre, comme de l'air au verre ou de l'eau à l'air. La réfraction est régie par la loi

de Snell-Descartes, qui est exprimée mathématiquement par :
n1·sin(θ1) =n2·sin(θ2) n1.

Où L'indice de réfraction est une mesure de la vitesse de la lumière dans un milieu donné. Un indice plus élevé signifie que la lumière se déplace plus lentement dans ce milieu. Par exemple, l'indice de réfraction du verre est supérieur à celui de l'air, ce qui signifie que la lumière est déviée lorsqu'elle pénètre dans une lentille en verre. La réfraction est le principe de base derrière les lentilles correctrices et les lentilles de contact. **En modifiant l'angle des rayons lumineux entrant dans l'œil, les lentilles peuvent corriger les défauts visuels tels que la myopie ou l'hypermétropie.**

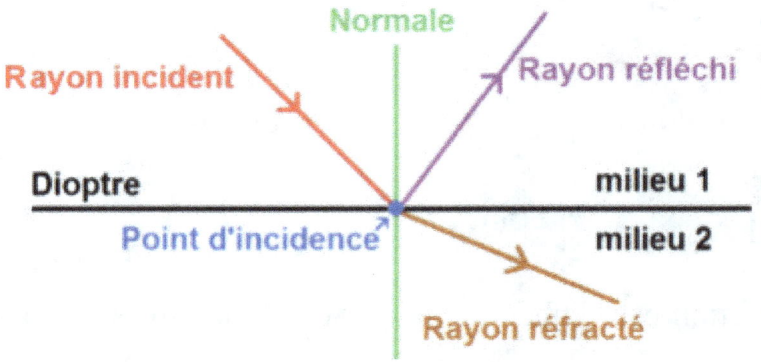

Figure 1 : Rayon lumineux réfléchi et réfracté

Les Lentilles : Fondements Optiques

Une lentille est un objet transparent qui réfracte la lumière de manière à converger ou diverger les rayons lumineux. Il existe principalement deux types de lentilles :

- **Les lentilles convergentes (biconvexes) :** Elles font converger les rayons lumineux vers un point focal. **Elles sont utilisées pour corriger l'hypermétropie, où l'image se forme derrière la rétine.**

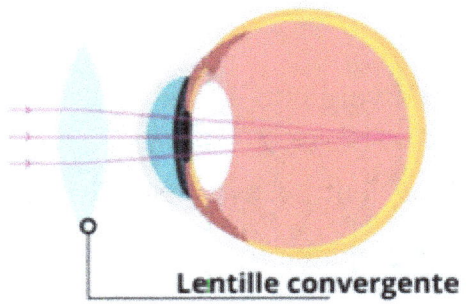

Figure 2 : lentilles convergentes

- **Les lentilles divergentes (biconcaves)** : Elles font diverger les rayons lumineux. Elles sont utilisées pour corriger la myopie, où l'image se forme devant la rétine.

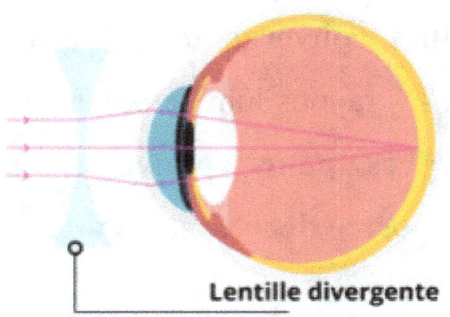

Figure 3 : lentille divergente

La puissance d'une lentille est mesurée en dioptries (D), qui sont l'inverse de la distance focale de la lentille en mètres. **Plus la puissance est élevée, plus la lentille est capable de corriger un défaut visuel important.**

Les Lentilles de Contact : Application Pratique

Les lentilles de contact sont des dispositifs optiques placés directement sur la cornée de l'œil. Elles corrigent la vision en modifiant la trajectoire des rayons lumineux avant qu'ils n'atteignent la rétine, de manière similaire aux lunettes, mais avec des spécificités propres.

- **Types de lentilles de contact :**

- **Lentilles souples :** Fabriquées à partir de matériaux flexibles, elles sont confortables à porter et conviennent à la plupart des patients. **Elles sont généralement utilisées pour corriger la myopie, l'hypermétropie, l'astigmatisme, et la presbytie.**
- **Lentilles rigides perméables aux gaz (RPG) :** Ces lentilles sont moins flexibles, mais elles offrent une meilleure acuité visuelle dans certains cas, notamment pour les astigmatismes importants ou les kératocônes.
- **Lentilles toriques :** Conçues pour corriger l'astigmatisme, elles ont une forme particulière qui permet de compenser les irrégularités de la cornée.

- **Lentilles multifocales :** Elles sont utilisées pour corriger la presbytie, en permettant une vision claire à différentes distances.

- **Avantages des lentilles de contact :**

- **Champ de vision plus large :** Contrairement aux lunettes, les lentilles de contact offrent un champ de vision complet sans distorsion périphérique.
- **Esthétique :** Elles sont pratiquement invisibles et peuvent être préférées pour des raisons esthétiques.
- **Confort pour les activités :** Elles sont souvent plus pratiques pour les sports et les activités physiques, car elles ne glissent pas et ne s'embuent pas.
- **Inconvénients et précautions :**

- **Entretien rigoureux :** Les lentilles nécessitent un entretien quotidien pour éviter les infections oculaires.
- **Adaptation initiale :** Certaines personnes peuvent éprouver une gêne lors de la période d'adaptation.

- **Risques pour la santé oculaire :** Une mauvaise utilisation peut entraîner des complications, telles que des infections, des ulcères cornéens, ou une diminution de l'oxygénation de la cornée.

Conclusion

Comprendre les fondamentaux de l'optique est essentiel pour toute personne travaillant dans le domaine de l'optique optométrie. La lumière, les lois de la réflexion et de la réfraction, ainsi que les propriétés des lentilles, sont des concepts de base qui sous-tendent toutes les applications pratiques que vous utiliserez dans votre pratique quotidienne.

CHAPITRE 4 : MATÉRIAUX ET PROPRIÉTÉS DES VERRES OPHTALMIQUES

Introduction :

Les verres optiques sont au cœur de la correction visuelle. Ils sont conçus pour modifier la trajectoire des rayons lumineux entrant dans l'œil, permettant ainsi de corriger divers défauts visuels. Ce chapitre aborde les différents matériaux utilisés pour fabriquer les verres optiques, les traitements de surface qui améliorent leur performance et durabilité, ainsi que les propriétés optiques, qui influence à la fois l'efficacité et l'esthétique des verres.

Matériaux des Verres Optiques :

Le choix du matériau d'un verre optique est crucial pour sa performance, sa durabilité, et le confort du porteur. Chaque matériau offre des avantages et des inconvénients spécifiques, qui doivent être pris en compte lors de la sélection du verre le mieux adapté aux besoins du patient.

Verre Minéral :

- **Caractéristiques :**

Le verre minéral est le matériau traditionnel des verres optiques. Il est fabriqué à partir de silice fondue et possède une excellente clarté optique. Sa surface est naturellement résistante aux rayures, ce qui en fait un choix durable pour les lunettes.

- **Avantages :**
- **Haute résistance aux rayures :** Le verre minéral est naturellement dur, ce qui le rend moins susceptible de se rayer par rapport aux autres matériaux.
- **Bonne qualité optique :** Il offre une excellente transmission de la lumière et une vision claire.

- **Poids :** Les verres minéraux sont souvent plus fins que les verres organiques pour la même correction, surtout à haute puissance.
- **Inconvénients :**
- **Poids :** Le verre minéral est plus lourd que les matériaux modernes, ce qui peut rendre les lunettes moins confortables, surtout pour des porteurs à longue durée.
- **Fragilité :** Il est plus cassant et peut se briser en éclats, ce qui présente un risque pour la sécurité, notamment pour les lunettes de sport.

Verre Organique :

CR-39

- **Caractéristiques :**

Le verre organique, également connu sous le nom de CR-39, est un matériau plastique léger largement utilisé dans la fabrication des verres optiques. Il est constitué de résine thermodurcissable et offre un bon compromis entre performance optique et confort.

- **Avantages :**
- **Légèreté :** Le CR-39 est nettement plus léger que le verre minéral, ce qui le rend plus confortable à porter.
- **Résistance aux impacts :** Bien qu'il soit plus sensible aux rayures, le CR-39 résiste mieux aux chocs que le verre minéral.
- **Adaptabilité :** Facile à teinter, il est souvent utilisé pour les lunettes de soleil.
- **Inconvénients :**
- **Résistance aux rayures :** Le CR-39 est plus susceptible de se rayer, bien que cela puisse être atténué par des traitements de surface anti-rayures.
- **Épaisseur :** Pour des prescriptions fortes, les verres en CR-39 peuvent être plus épais que d'autres matériaux à index élevé.

Polycarbonate

- **Caractéristiques :**

Le polycarbonate est un matériau plastique très résistant aux impacts, initialement développé pour les casques de sécurité. Il est devenu un choix populaire pour les lunettes, en particulier celles destinées aux enfants, aux sportifs, et aux personnes exposées à des risques de chocs.

- **Avantages :**
  - **Haute résistance aux impacts :** Le polycarbonate est pratiquement incassable, ce qui en fait le matériau le plus sûr pour les lunettes.
  - **Légèreté :** Il est encore plus léger que le CR-39, offrant un grand confort au porteur.
  - **Protection UV :** Le polycarbonate bloque naturellement 100 % des rayons UV, sans nécessiter de traitement supplémentaire.
- **Inconvénients :**
  - **Sensibilité aux rayures :** Le polycarbonate est plus doux que le CR-39 et nécessite un traitement anti-rayures pour augmenter sa durabilité.
  - **Qualité optique :** La qualité optique est légèrement inférieure à celle du CR-39 ou du verre minéral, avec une dispersion chromatique plus élevée, ce qui peut parfois entraîner des aberrations visuelles.

Trivex:

- **Caractéristiques :**

Le Trivex est un matériau relativement récent qui combine plusieurs des avantages du polycarbonate et du **CR-39**. Il offre une excellente qualité optique, une résistance élevée aux impacts, et une grande légèreté.

- **Avantages :**
  - **Résistance aux impacts :** Comparable au polycarbonate, il est extrêmement résistant aux chocs.
  - **Qualité optique :** meilleure que celle du polycarbonate, avec moins de dispersion chromatique.
  - **Légèreté :** Aussi léger que le polycarbonate, offrant un confort optimal.
- **Inconvénients :**
  - **Coût :** Le Trivex est généralement plus cher que les autres matériaux.
  - **Disponibilité :** Moins répandu, il peut ne pas être disponible pour toutes les prescriptions ou types de montures

Traitements de Surface des Verres :

Pour améliorer la performance et la durabilité des verres optiques, plusieurs traitements de surface peuvent être appliqués. Ces traitements sont particulièrement importants pour répondre aux besoins spécifiques des porteurs de lunettes, qu'il s'agisse de confort, de protection ou d'esthétique.

Traitement Antireflet

- **Fonctionnement :**

Le traitement antireflet (AR) consiste à appliquer plusieurs couches minces d'oxyde métallique sur la surface des verres. Ces couches réduisent la réflexion de la lumière à la surface du verre, permettant à plus de lumière de passer à travers le verre et d'atteindre l'œil.

- **Avantages :**
- **Amélioration de la vision :** En réduisant les reflets, le traitement AR augmente la clarté visuelle et améliore le contraste, en particulier dans des conditions de faible luminosité.

- **Esthétique :** Les verres traités paraissent plus transparents, ce qui améliore l'apparence des lunettes et permet aux autres de voir clairement les yeux du porteur.
- **Réduction de la fatigue oculaire :** Moins de reflets signifie moins de fatigue pour les yeux, surtout lors de l'utilisation d'ordinateurs ou d'autres écrans.
- **Inconvénients :**
- **Entretien :** Les verres traités AR sont plus susceptibles de montrer des traces de doigts et de la saleté, nécessitant un nettoyage plus fréquent.
- **Coût :** Le traitement AR ajoute un coût supplémentaire aux verres.

Traitement Anti-Rayures

- **Fonctionnement :**

Le traitement anti-rayures consiste à ajouter une couche protectrice dure sur la surface du verre pour augmenter sa résistance aux rayures. Ce traitement est particulièrement important pour les verres en matériaux organiques ou en polycarbonate.

- **Avantages :**
  - **Durabilité :** Protège les verres contre les dommages quotidiens, prolongeant leur durée de vie.
  - **Protection :** Utile pour les porteurs de lunettes exposés à des environnements où les verres sont susceptibles de se rayer (enfants, travailleurs manuels, etc.).
- **Inconvénients :**
  - **Non-réparable :** Une fois que des rayures apparaissent, elles ne peuvent pas être éliminées, même avec le traitement.
  - **Coût :** Comme pour le traitement AR, le traitement anti-rayures ajoute un coût supplémentaire aux verres.

Traitement Anti-Salissures et Hydrophobe

- **Fonctionnement :**

Les traitements anti-salissures et hydrophobes rendent la surface des verres plus lisse, ce qui empêche l'adhérence de l'eau, de la poussière, et des saletés. Ce type de traitement facilite également le nettoyage des verres.

- **Avantages :**
  - **Facilité de nettoyage :** Les verres sont plus faciles à nettoyer et restent propres plus longtemps.
  - **Confort visuel :** Moins de taches ou de salissures sur les verres, ce qui améliore le confort visuel.
- **Inconvénients :**
  - **Efficacité limitée :** Ces traitements peuvent s'user avec le temps, réduisant leur efficacité.
  - **Coût :** Ce traitement est souvent proposé en complément des autres traitements, augmentant encore le coût global.

Traitement Anti-UV

- **Fonctionnement :**

Le traitement anti-UV consiste à ajouter une couche qui bloque les rayons ultraviolets (UV) nocifs, protégeant ainsi les yeux du porteur.

- **Avantages :**
  - **Protection oculaire :** Réduit le risque de dommages oculaires à long terme causés par l'exposition aux rayons UV, comme la cataracte.
  - **Confort :** Particulièrement utile pour les activités extérieures, offrant une protection solaire supplémentaire.
- **Inconvénients :**
  - **Coût :** Comme pour les autres traitements, le traitement anti-UV ajoute un coût supplémentaire aux verres, bien que certains matériaux comme le polycarbonate bloquent naturellement les UV.

Les propriétés optiques des verres ophtalmique :

Indice de Réfraction et Impact sur l'Épaisseur des Verres

Indice de réfraction est une mesure de la capacité d'un matériau à dévier la lumière. Plus l'indice de réfraction d'un matériau est élevé, plus le verre est capable de plier la lumière et plus il est possible de créer une correction visuelle avec un verre plus mince.

Comprendre indice de Réfraction

Indice de réfraction (n) est défini par le rapport entre la vitesse de la lumière dans le vide et sa vitesse dans le matériau. Les matériaux optiques courants ont des indices de réfraction allant de 1,50 (CR-39) à 1,74 ou plus pour les matériaux à très haut indice.

- **Bas indice (1,50)** : Les verres avec un indice de 1,50, comme le CR-39, sont plus épais, surtout pour des prescriptions fortes. Cependant, ils offrent une bonne qualité optique et sont plus abordables.
- **Moyen indice (1,56 à 1,60)** : Ces matériaux offrent un bon compromis entre épaisseur et clarté. Ils sont plus fins que les verres à bas indice et conviennent à la plupart des corrections.
- **Haut indice (1,67 à 1,74)** : Ces matériaux permettent de fabriquer des verres beaucoup plus fins et plus légers, même pour des prescriptions fortes. Ils sont particulièrement utiles pour les corrections élevées où l'esthétique est importante.

Impact d'indice de Réfraction sur l'Épaisseur des Verres

Un indice de réfraction plus élevé permet de réduire l'épaisseur des verres, ce qui est particulièrement bénéfique pour les fortes prescriptions. Cela influence directement l'esthétique des lunettes, car des verres plus fins sont souvent perçus comme plus attrayants et confortables. Cependant, un indice plus élevé peut également entraîner une augmentation de la dispersion chromatique, ce qui peut affecter légèrement la qualité de la vision.

Comparaison des Épaisseurs :

- **Verres à bas indice :** Les verres pour des corrections élevées peuvent être épais, particulièrement sur les bords pour les verres divergents (myopie) ou au centre pour les verres convergents (hypermétropie).
- **Verres à haut indice :** Pour la même correction, les verres à haut indice seront beaucoup plus fins et légers, offrant un meilleur confort et une meilleure esthétique, notamment pour les montures sans bordure ou à demi-contour.

Les types de verres correcteurs pour lunettes ou les verres ophtalmiques

Les verres uni-focaux ou simples foyers

Les verres de lunettes unifocaux ont un seul foyer et permettent de corriger principalement la myopie, l'hypermétropie, l'astigmatisme et la vision de près du presbyte.

La surface des verres étant revêtue d'une couche uniforme, ils ne traitent qu'un seul trouble à la fois.

Ce sont les types de verres les plus répandus. Ils peuvent être fixés sur tous les modèles de montures et se faire très discrets.

Les verres multifocaux

Les verres de lunettes multifocaux se composent de plusieurs foyers, traitant chacun un trouble de la vision particulier. Associés, ils se complètent, remplissant leurs propres fonctions et permettant d'assurer une double, voire une triple correction.

L'adaptation oculaire, c'est-à-dire le passage de la vision par différentes corrections, peut nécessiter quelques instants. En raison de leur épaisseur, ces verres se posent généralement sur une monture relativement large. Ces verres sont peu utilisés aujourd'hui.

Les verres progressifs

Leur puissance optique varie progressivement entre la partie supérieure du verre réservée à la vision de loin et la partie inférieure destinée à la vision de près, en offrant une vision intermédiaire. Ils se composent en effet d'un verre unique, dont la surface n'est pas uniforme.

Ils peuvent s'adapter à la plupart des montures, même les plus fines.

Les verres de proximité, ou verres dégressifs (en forme de demi-lune)

Ils se composent d'un seul foyer et corrigent la presbytie. Ils permettent ainsi d'améliorer la vision de près (comme leur nom l'indique) de 1 à 5 mètres selon les corrections.

Ils sont bien adaptés à un travail sur ordinateur, mais il faudra enlever les lunettes pour voir de loin.

Conclusion :

Les verres optiques constituent l'élément central de la correction visuelle. Le choix du matériau, des traitements de surface, et de l'indice de réfraction est déterminant pour garantir une correction visuelle efficace, durable, et esthétiquement agréable. Une connaissance approfondie de ces aspects vous permettra de mieux conseiller vos clients, en tenant compte de leurs besoins spécifiques et en leur offrant des solutions sur mesure qui améliorent leur qualité de vie au quotidien.

PARTIS 3 : APPLICATION EN MAGASIN

CHAPITRE 5 : LA VENTE DE LUNETTES

Introduction

La vente de lunettes est bien plus qu'une simple transaction commerciale. C'est un processus qui demande une compréhension approfondie des besoins visuels du client, de ses préférences esthétiques, ainsi que des aspects techniques qui garantissent le confort et l'efficacité de la correction visuelle. Ce chapitre explore les étapes essentielles de la vente, depuis l'accueil du client jusqu'à la finalisation de l'achat, en passant par le conseil personnalisé et l'argumentaire de vente. L'objectif est d'aider les professionnels de l'optique à développer une approche empathique et experte, favorisant ainsi la satisfaction et la fidélisation des clients.

Accueil et Conseils au Client

L'Importance de l'Accueil

L'accueil est la première impression que le client se fait de vous et de votre magasin. Un accueil chaleureux et professionnel crée une atmosphère de confiance, essentielle pour instaurer une relation positive et productive avec le client.

Les Clés d'un Bon Accueil :

Sourire et Contact Visuel : Un sourire sincère et un contact visuel franc sont les premières étapes pour mettre le client à l'aise. Cela montre que vous êtes disponible et prêt à l'aider.

Prise de contact : Saluez le client dès son entrée dans le magasin. Une phrase simple comme **"Bonjour, comment puis-je vous aider aujourd'hui ?"** permet de commencer la conversation et de comprendre ses besoins.

Écoute Active : Écoutez attentivement ce que le client a à dire. Posez des questions ouvertes pour mieux cerner ses attentes, par exemple, "Qu'est-ce qui vous amène aujourd'hui ?" ou "Avez-vous une idée du type de lunettes que vous recherchez ?".

Disponibilité : Soyez disponible pour répondre aux questions et offrir des conseils, mais ne soyez pas trop insistant. Certains clients préfèrent explorer par eux-mêmes avant de demander de l'aide.

Conseils Personnalisés :

Une fois le contact établi, il est temps de fournir des conseils personnalisés en fonction des besoins spécifiques du client. Cela implique de comprendre non seulement ses exigences en matière de correction visuelle, mais aussi ses préférences en termes de style, de confort et de budget.

Conseils Techniques :

- **Analyse des besoins visuels :** Commencez par examiner la prescription du client. Discutez des aspects techniques tels que le type de verre nécessaire (unifocal, progressif, photochromique, etc.), en expliquant clairement les options disponibles.
- **Examen de l'historique de port de lunettes :** Si le client a déjà porté des lunettes, demandez-lui ce qu'il a

aimé ou n'a pas aimé dans ses précédentes lunettes. Cela peut vous guider dans la sélection de nouveaux produits.

Conseils Esthétiques :

- **Style personnel :** Discutez avec le client de son style vestimentaire et de ses préférences esthétiques. Certaines personnes préfèrent des montures discrètes et classiques, tandis que d'autres optent pour des modèles plus audacieux et colorés.
- **Occasions d'utilisation :** Déterminez les principales situations dans lesquelles le client portera ses lunettes (travail, sport, occasions spéciales) pour suggérer des montures adaptées à ces contextes.

Conseils Pratiques :

- **Confort :** Assurez-vous que les montures proposées sont confortables et bien ajustées. Le confort est un facteur clé dans la satisfaction du client.
- **Entretien :** Prodiguez des conseils sur l'entretien des lunettes, y compris les méthodes de nettoyage et le stockage, pour prolonger leur durée de vie.

Choix des Montures en Fonction de la Morphologie et du Style

Le choix des montures est une étape cruciale, car il influence non seulement l'apparence du client, mais aussi le confort et l'efficacité de la correction visuelle. En tant qu'opticien, vous devez guider le client dans le choix de montures adaptées à sa morphologie et à son style personnel.

Choix des Montures selon la Morphologie

Chaque visage est unique, et les montures doivent être choisies en fonction des caractéristiques morphologiques du client pour obtenir un résultat harmonieux.

Forme du Visage :

- **Visage rond :** Pour allonger et affiner un visage rond, privilégiez des montures angulaires ou rectangulaires. Les formes géométriques contrastent avec les courbes naturelles du visage.
- **Visage ovale :** Les visages ovales sont équilibrés et peuvent porter une grande variété de montures. Les

formes rectangulaires, rondes, et même les montures papillon conviennent généralement bien.

- **Visage carré :** Pour adoucir les angles d'un visage carré, optez pour des montures arrondies ou ovales. Évitez les montures trop angulaires qui accentueraient les traits carrés.
- **Visage rectangulaire :** Pour un visage long et rectangulaire, choisissez des montures plus larges ou des formes qui ajoutent de la hauteur pour équilibrer la longueur du visage.
- **Visage triangulaire :** Un visage triangulaire (front large et mâchoire étroite) est équilibré par des montures ovales ou des montures aux bords inférieurs plus larges.

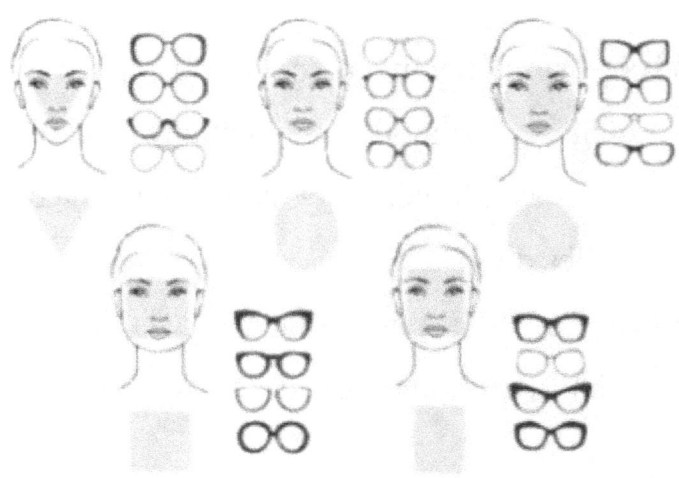

Taille et Proportions :

- **Largeur de la monture :** La largeur de la monture doit être proportionnelle à la largeur du visage. Une monture trop large ou trop étroite peut déséquilibrer les traits du visage.
- **Pont de Nez :** Le pont doit être adapté à la largeur et à la forme du nez pour assurer un bon ajustement et éviter que les lunettes ne glissent ou ne pincent.

Choix des Montures selon le Style

Au-delà de la morphologie, le style personnel du client joue un rôle clé dans le choix des montures. Il est important d'aligner les montures sur l'image que le client souhaite projeter.

Style Classique :

- **Caractéristiques :** Discrétion, élégance intemporelle, couleurs neutres (noir, brun, gris, écaille de tortue).
- **Conseils :** Proposer des montures fines en métal ou en acétate, avec des formes classiques telles que le carré, le rectangle ou l'ovale.

Style Moderne et Tendance :

- **Caractéristiques :** Formes audacieuses, couleurs vives, matériaux innovants.
- **Conseils :** Orientez le client vers des montures aux formes originales (cat-eye, rondes surdimensionnées), des couleurs vives ou des motifs tendance.

Style Professionnel :

- **Caractéristiques :** Sobriété, sérieux, élégance professionnelle.
- **Conseils :** Recommandez des montures minimalistes en métal ou en acétate, souvent dans des couleurs discrètes et avec des formes classiques qui inspirent confiance et professionnalisme.

Style Décontracté :

- **Caractéristiques :** Confort, simplicité, fonctionnalité.
- **Conseils :** Proposer des montures légères, en matériaux confortables comme le nylon ou le titane, avec des formes simples et pratiques pour un usage quotidien.

Argumentaire de Vente : Comment Expliquer les Différences entre les Produits

Lors de la présentation des produits, il est essentiel de savoir comment expliquez clairement les différences entre les options disponibles. Un bon argumentaire de vente repose sur une compréhension approfondie des produits et la capacité de transmettre ces informations de manière accessible et convaincante.

Expliquer les Différences de Matériaux

Matériaux des Montures :

- **Métal :** Expliquez que les montures en métal sont souvent fines, légères et durables, avec une large gamme de couleurs et de finitions. Le titane, par exemple, est hypoallergénique et extrêmement résistant, idéal pour ceux qui recherchent un confort durable.
- **Acétate :** Présentez l'acétate comme un matériau robuste, disponible en de nombreuses couleurs et motifs, souvent associé à un style plus audacieux. Il est

également léger et offre un bon ajustement grâce à sa malléabilité.
- **Nylon ou Grilamid :** Idéal pour les montures sportives, ces matériaux sont légers, flexibles et résistants aux chocs, parfaits pour un usage actif.

Expliquer les Différences de Traitements de Verres

Verres Anti-Reflet :

- **Explication :** Les verres traités anti-reflet améliorent la clarté visuelle en réduisant les reflets gênants, en particulier en conduisant la nuit ou en travaillant sur ordinateur.
- **Argument :** Mettez en avant le confort visuel et la réduction de la fatigue oculaire, ainsi que l'amélioration de l'esthétique des lunettes (les yeux du porteur sont plus visibles).

Verres Photochromiques :

- **Explication :** Ces verres s'adaptent à la lumière ambiante, devenant plus foncés à l'extérieur et clairs à l'intérieur.
- **Argument :** Soulignez la praticité d'avoir une seule paire de lunettes pour toutes les conditions de lumière, offrant à la fois confort et protection contre les UV.

Verres Haute Résistance :

- **Explication :** Les verres en polycarbonate ou Trivex sont très résistants aux chocs, idéaux pour les enfants ou les personnes pratiquant des sports.
- **Argument :** Insistez sur la sécurité et la durabilité, en particulier pour les enfants ou les environnements de travail à risques.

Expliquer les Différences de Prix

Valeur et Durabilité :

- **Explication :** Expliquez que le prix peut refléter la qualité des matériaux, des traitements de surface, et la complexité de la fabrication (par exemple, des verres progressifs personnalisés).
- **Argument :** Mettez en avant la durabilité et la longévité des lunettes de qualité supérieure, ainsi que l'investissement dans le confort visuel et la santé oculaire à long terme.

Offres Complémentaires :

- **Explication :** Soulignez l'importance de choisir des produits qui répondent vraiment aux besoins du client, et non seulement ceux qui sont les plus abordables.
- **Argument :** Proposez des offres complémentaires comme des garanties prolongées, des ajustements gratuits ou des kits d'entretien pour ajouter de la valeur à l'achat.

Conclusion

La vente de lunettes est un art qui combine expertise technique, sensibilité esthétique, et compétences en communication. En maîtrisant l'accueil, le conseil, le choix des montures et un argumentaire de vente efficace, vous pouvez non seulement répondre aux besoins visuels de vos clients, mais aussi les aider à trouver des lunettes qui reflètent leur style et leur personnalité. Une approche centrée sur le client, combinée à une connaissance approfondie des produits, vous permettra de créer une expérience d'achat positive et de fidéliser votre clientèle.

CHAPITRE 6 :   LES PRISES DE MESURE

Introduction :

La prise de mesures est une étape cruciale pour garantir que les verres sont bien centrés par rapport aux yeux du client, offrant ainsi un confort visuel optimal. Un bon ajustement des lunettes peut prévenir de nombreux problèmes de confort et de vision, garantissant une paire de lunettes parfaitement adaptées à vos besoins visuels et à la forme du visage de votre client (e). Vous devrez prendre quelques mesures pour vous assurer que les lunettes soient parfaitement adaptées. Pour cela, vous allez repérer le centre optique et l'axe du verre, pour les positionner correctement par rapport à la monture. Ce chapitre couvre les techniques essentielles pour mesurer.

Posture du client :

La posture correcte lors de la prise de mesures en optique est essentielle pour obtenir des résultats précis et garantir que les lunettes seront bien adaptées au visage et aux yeux du client.

- **Position Assise**

Le client doit être assis confortablement sur une chaise, avec le dos droit et les pieds posés à plat sur le sol. Une position assise stable assure que la tête et les yeux sont dans une position naturelle, ce qui est crucial pour des mesures précises.

- **Position de la Tête**

La tête doit être droite, ni inclinée vers l'avant, l'arrière, ou sur le côté. Les yeux doivent être ouverts naturellement, et le client doit regarder droit devant lui. Une tête droite permet d'obtenir des mesures précises de l'écart pupillaire (EP) et de la hauteur de centrage.

- **Alignement des Yeux**

Les yeux du client doivent être alignés horizontalement et regardant droit devant, au niveau des yeux de l'opticien. Cela assure que les verres seront centrés correctement par rapport aux pupilles.

- **Relaxation**

Le client doit être détendu, sans tension dans le cou ou les épaules. La relaxation aide à maintenir une position naturelle, évitant ainsi les distorsions dans les mesures.

Posture de l'Opticien

- **Position Face au Client**

L'opticien doit se tenir directement en face du client, au même niveau, pour assurer une vue frontale des yeux. Une position face à face garantit que les mesures ne seront pas faussées par un angle de vue incorrect.

- **Regard au Niveau des Yeux**

L'opticien doit ajuster sa hauteur pour que son regard soit au même niveau que celui du client, en s'accroupissant légèrement ou en utilisant une chaise si nécessaire. Cela permet d'éviter toute erreur dans la mesure de l'écart pupillaire ou de la hauteur de centrage.

- **Stabilité et Précision**

L'opticien doit être stable et précis lorsqu'il manipule les instruments de mesure (pupillomètre, règle, etc.). La stabilité de l'opticien assure la précision des mesures prises.

Les mesures :

La Distance Pupillaire (DP) :

Définition et importance : La distance pupillaire (DP) est la mesure entre le centre des pupilles des deux yeux. Elle est essentielle pour centrer les verres correctement devant les yeux, afin que le porteur bénéficie d'une correction visuelle optimale. Si la DP n'est pas correctement mesurée et appliquée, le porteur peut éprouver des problèmes tels que des maux de tête, une vision floue ou une fatigue oculaire.

Méthodes de Mesure :

- **Méthode traditionnelle (à la règle) :**
    - Utilisez une règle millimétrée.
    - Demandez au patient de fixer un point au loin pour éviter les mouvements des yeux.
    - Placez le zéro de la règle sur le centre de la pupille d'un œil et mesurez jusqu'au centre de la pupille de l'autre œil.
    - Répétez la mesure pour confirmer la précision.

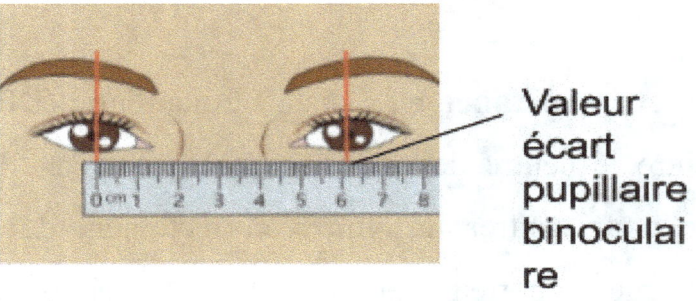

Figure 4 : Méthode à la règle

- **Pupillomètre :**

Un pupillomètre est un appareil spécialisé qui mesure la DP de manière plus précise en alignant un faisceau lumineux avec les pupilles. Le patient fixe un point lumineux, et l'appareil fournit une lecture numérique de la DP pour chaque œil, ainsi qu'une DP totale.

- **Mesure monoculaire :**

Dans certains cas, une mesure de DP monoculaire (c'est-à-dire la DP de chaque œil par rapport au centre du visage) est nécessaire, particulièrement pour les verres progressifs ou pour des prescriptions avec des différences significatives entre les deux yeux.

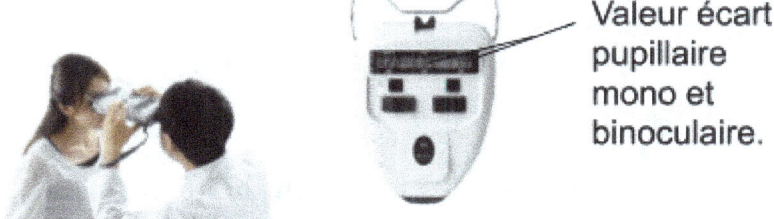

Valeur écart pupillaire mono et binoculaire.

Figure 5 : Méthode du pupillomètre

La Hauteur de Montage ou de centrage :

Définition et Importance :

La hauteur de montage est la distance verticale entre le bas de la monture (ou le bas du verre) et le centre optique du verre, qui correspond à la ligne de regard du porteur. Cette mesure est cruciale pour des verres spécifiques, tels que les verres progressifs, où une mauvaise hauteur de montage peut entraîner une inefficacité de la zone de lecture ou des troubles de la vision.

Méthodes de Mesure :

Marquage manuel :

- Placez les lunettes sur le visage du patient.
- Demandez-lui de se tenir droit et de fixer un point droit devant lui.
- Utilisez un marqueur pour indiquer sur le verre de démonstration ou sur la monture où le centre de la pupille se trouve par rapport à la monture.

- Mesurez la distance entre cette marque et le bas de la monture pour déterminer la hauteur de montage.

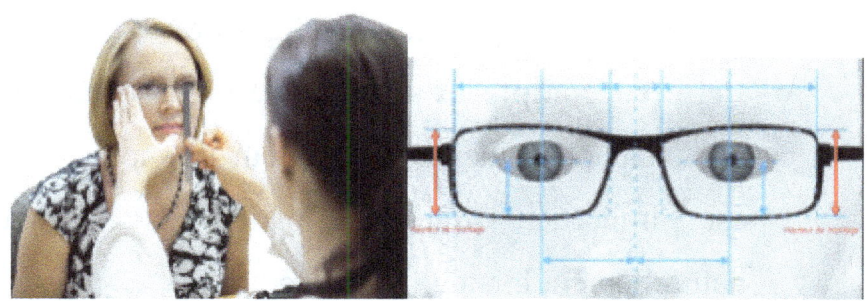

Figure 6 : Marquage manuel de la hauteur du verre

Systèmes numériques :

- Des systèmes plus avancés utilisent des dispositifs de mesure numérique ou des applications qui photographient le patient portant la monture.
- Ces systèmes analysent automatiquement la hauteur de montage en fonction des caractéristiques de la monture et de la prescription.

Précautions :

- **Alignement correct :** Assurez-vous que la monture est correctement alignée sur le visage du patient avant de prendre toute mesure.
- **Prise en compte de la posture :** La posture du patient peut influencer la hauteur de montage. Il est important que le patient se tienne naturellement lors de la mesure.
- **Répétition des mesures :** Pour garantir la précision, il est recommandé de prendre les mesures plusieurs fois ou d'utiliser des méthodes différentes pour les vérifier.

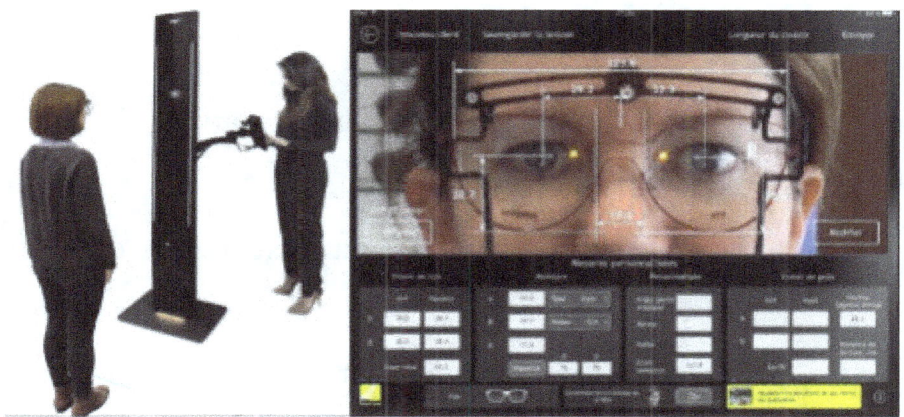

Figure 7 : Prise de mesure automatique

Angle pantoscopique

Définition :

L'angle pantoscopique (ou angle de bascule) est l'angle formé entre le plan de la monture des lunettes (le plan passant par les verres) et l'axe vertical de la face du porteur, lorsque les lunettes sont portées correctement. En d'autres termes, c'est l'inclinaison de la monture par rapport au visage de l'utilisateur, vu de côté.

Méthode de Mesure :

- Placer la monture sur le visage du patient, de telle sorte que celle-ci soit bien ajustée.
- À l'aide d'un outil appelé **pantoscope** ou d'un simple rapporteur optique, l'opticien mesure l'angle entre l'axe vertical du visage et la monture au niveau des verres.
- Un angle pantoscopique idéal se situe généralement entre **5°** et **12°** selon la morphologie du visage et le type de correction visuelle. Un mauvais ajustement peut affecter la qualité de la vision à travers les verres.

Distance verre - œil

Définition :

La distance verre-œil (ou distance vertex) est la distance entre la face postérieure du verre de lunettes et la surface antérieure de la cornée de l'œil du porteur. Cette mesure est cruciale pour les corrections fortes (myopie ou hypermétropie), car elle influence l'efficacité de la prescription.

Méthode de Mesure :

- L'opticien utilise un pupillomètre ou une règle millimétrée pour mesurer la distance entre l'arrière du verre et la surface de l'œil.
- Cette distance est souvent d'environ 12 mm à 14 mm Une distance trop grande ou trop petite peut affecter la qualité de la correction visuelle.
- En cas de prescription forte, une distance incorrecte entre l'œil et le verre peut entraîner une perte de précision dans la correction visuelle.

L'angle de galbe (ou angle de cintre)

Définition :

L'angle de galbe correspond à la courbure de la monture autour du visage. C'est l'angle formé par la monture lorsqu'elle entoure plus ou moins le visage, ce qui affecte la proximité des verres avec le centre de la vision et l'adaptation au champ visuel.

Méthode de Mesure :

- L'opticien place la monture sur le visage et observe son galbe par rapport à la forme du visage. Il s'assure que la monture épouse correctement la courbure du visage sans trop s'en éloigner ou s'en rapprocher excessivement.
- En général, l'angle de galbe est mesuré avec un rapporteur d'angle spécifique. Il varie en fonction de la monture et des besoins visuels du patient.
- Un angle de galbe trop prononcé peut perturber la perception du champ visuel à travers les verres, alors qu'un angle trop plat peut rendre les lunettes inconfortables.

Précision Supplémentaires

- **Utilisation de la Monture**

Si possible, la monture choisie par le client doit être portée pendant la prise de mesures, afin de garantir que les mesures sont spécifiques à la monture utilisée. Cela est crucial pour des verres progressifs ou bifocaux, où la hauteur de centrage est déterminée par la monture.

- **Prise de Mesures avec Attention**

L'opticien doit prendre son temps pour s'assurer que le client est bien positionné avant de prendre les mesures. La précision des mesures dépend du soin apporté à cette étape. Des mesures précipitées peuvent entraîner un inconfort visuel pour le client.

Conclusion

La prise de mesures précises est une étape essentielle pour garantir le succès de la correction visuelle et le confort du porteur. En tant qu'opticien, la maîtrise de ces compétences vous permet de fournir un service de haute qualité, assurant que chaque paire de lunettes est non seulement fonctionnelle mais aussi parfaitement adaptée à son utilisateur. Une attention particulière à ces détails renforce la satisfaction du patient et contribue à la réputation de votre pratique en tant que professionnel de confiance dans le domaine de l'optique.

PARTIS 4 : APPLICATION EN ATELIER

CHAPITRE 7 : MATÉRIELS UTILISÉS EN MAGASIN

Introduction

Le métier d'opticien-optométriste repose sur des compétences techniques et l'utilisation d'équipements spécialisés pour garantir des lunettes parfaitement adaptées aux besoins visuels des clients. Ces outils, indispensables dans un magasin d'optique, permettent de vérifier les verres, de les découper, de les ajuster et de garantir leur qualité. Dans ce chapitre, nous allons explorer les différents appareils et instruments utilisés en atelier et en magasin, en détaillant leur fonction, leur spécificité et leur importance dans le processus de fabrication et de maintenance des lunettes.

Le Frontofocomètre

Le frontofocomètre est un instrument essentiel en optique. Il permet de mesurer la puissance des verres afin de vérifier qu'ils correspondent à la prescription du client.

- Fonction : Le frontofocomètre mesure la puissance sphérique, cylindrique et l'axe des verres de lunettes, ainsi que l'addition pour les verres progressifs ou multifocaux. Il peut aussi déterminer la distance interpupillaire (DP) lorsque les lunettes sont déjà montées.
- Types :
    - Frontofocomètre manuel : L'opticien règle manuellement les commandes pour obtenir les mesures. Il nécessite une bonne maîtrise technique et une attention accrue.
    - Frontofocomètre automatique : Plus moderne, cet appareil offre un processus de mesure rapide et précis. Il permet une lecture directe des valeurs de

la prescription avec peu de risque d'erreur humaine.
- Spécificité : Cet appareil est essentiel pour vérifier que les verres fournis sont conformes à la prescription, notamment lors du contrôle final avant la livraison des lunettes au client.

Le Sphéromètre

Le sphéromètre est un instrument utilisé pour mesurer la courbure des surfaces optiques, notamment les verres de lunettes.

- Fonction : Il permet de mesurer le rayon de courbure d'une surface convexe ou concave. Cette information est importante pour déterminer l'épaisseur des verres ainsi que pour vérifier la fabrication des verres de prescriptions fortes.
- Spécificité : Le sphéromètre est particulièrement utile pour les verres organiques ou minéraux et dans le cadre

de la fabrication de verres personnalisés où la courbure influence la qualité optique.

Les Meuleuses

Les meuleuses sont des machines automatiques utilisées pour découper et façonner les verres de lunettes selon la forme exacte de la monture.

- Fonction : Elles découpent les verres bruts en fonction de la forme de la monture scannée préalablement via un traceur. Les meuleuses sont capables de réaliser des finitions pour les montures nylor, percées ou cerclées.
- Types de meuleuses :
    - Meuleuses automatiques : Elles permettent une découpe rapide et précise avec plusieurs réglages pour chaque type de verre (minéral, organique, polycarbonate) et de monture.
    - Meuleuses avec polissage : Certaines meuleuses incluent un polissage des bords pour garantir une

finition lisse, particulièrement pour les verres percés ou semi-cerclés.
- Spécificité : La meuleuse est cruciale pour garantir un ajustement précis des verres dans la monture tout en optimisant l'esthétique (minimisation de l'épaisseur, polissage des bords).

Le Bac à Ultrason

Le bac à ultrasons est un appareil utilisé pour le nettoyage des lunettes, des montures et des petites pièces optiques.

- Fonction : Le bac à ultrasons utilise des ondes ultrasonores pour créer des vibrations dans un liquide, généralement de l'eau mélangée à une solution nettoyante douce. Ces vibrations permettent de déloger les particules de saleté, la poussière et les dépôts de graisse sur les montures et les verres sans endommager les matériaux délicats.
- Spécificité : Idéal pour le nettoyage des lunettes et des montures métalliques ou plastiques, il permet de

préserver la brillance des matériaux sans utiliser de produits chimiques agressifs ou de brosses qui pourraient rayer les verres.

Les Pinces d'Ajustement

Les pinces d'ajustement sont des outils manuels utilisés pour ajuster les montures de lunettes afin de les adapter au visage du client.

- Fonction : Les pinces permettent d'ajuster différents éléments de la monture :
    - Pinces pour les branches : Utilisées pour ajuster l'inclinaison des branches et garantir que la monture repose bien sur les oreilles.
    - Pinces pour les plaquettes : Permettent d'ajuster les plaquettes de nez pour améliorer le confort et la stabilité des lunettes.
    - Pinces nylor : Spécifiques aux montures nylor (semi-cerclées), elles permettent de tendre

correctement le fil de nylon qui maintient les verres.

- Spécificité : Ces pinces sont essentielles pour assurer un confort optimal et éviter les points de pression douloureux pour le client. Elles permettent des ajustements de précision sans endommager les matériaux fragiles des montures.

Le Chauffe-Monture

Le chauffe-monture est un appareil utilisé pour chauffer les montures en plastique afin de les rendre plus souples et ainsi faciliter leur ajustement.

- Fonction : En chauffant la monture à une température contrôlée, le plastique devient plus malléable, permettant de l'ajuster sans risque de casse ou de déformation permanente. Cet outil est particulièrement utile pour ajuster les branches ou le pont de la monture.

- Spécificité : Le chauffe-monture est indispensable pour ajuster les montures en plastique sans provoquer de fissures ou de tensions trop fortes sur le matériau.

Le Traceur Optique

Le traceur optique est un appareil qui scanne et enregistre la forme exacte des montures pour transmettre ces données à la meuleuse.

- Fonction : Il permet de capter la géométrie complète des montures (dimensions, courbure) et de transférer ces informations à la meuleuse pour que les verres soient découpés précisément selon la forme de la monture.
- Spécificité : Le traceur garantit que les verres sont parfaitement adaptés à la monture. Il est essentiel pour les montures de formes irrégulières ou très spécifiques où une découpe manuelle serait impossible à réaliser avec précision.

Le Bloqueur de Verres

Le bloqueur est un outil qui permet de positionner et de fixer un dispositif de maintien (bloc) sur le verre avant la découpe.

- Fonction : Ce dispositif (bloc) est fixé sur le verre pour garantir un maintien parfait lors de la découpe avec la meuleuse. Le bloqueur assure que le verre est centré et aligné correctement par rapport à la prescription du client, en tenant compte de la distance pupillaire et de la hauteur de montage.
- Spécificité : Le bloqueur garantit que le verre reste en place pendant la découpe. Un blocage incorrect peut entraîner des erreurs de découpe, rendant le verre inutilisable.

Le Lensmeter Portable :

Un lensmeter portable est un appareil compact qui permet de vérifier rapidement les mesures de puissance des verres montés dans des lunettes sans utiliser un appareil de laboratoire complet.

- Fonction : Il offre la possibilité de mesurer rapidement la puissance sphérique, cylindrique, et l'axe directement sur les lunettes déjà montées.
- Spécificité : Compact et facile à utiliser, il est très pratique pour vérifier les lunettes en boutique lors d'un ajustement ou d'un dépannage rapide.

Conclusion

Le matériel utilisé dans un magasin d'optique est fondamental pour assurer un service de qualité. Chaque appareil, du frontofocomètre aux meuleuses, en passant par les pinces d'ajustement, joue un rôle clé dans la fabrication, l'ajustement, et la maintenance des lunettes. La maîtrise de ces outils permet à l'opticien-optométriste de garantir non seulement la précision technique des verres, mais aussi le confort et la satisfaction du client, tout en assurant une fabrication rapide et efficace des équipements optiques.

CHAPITRE 8 : RÉALISATION DE L'ÉQUIPEMENT LUNETTE

Introduction :

La réalisation d'une paire de lunettes est une étape cruciale dans le travail d'un opticien-optométriste. Cette phase implique une série d'opérations techniques, allant de la réception des verres à leur ajustement précis sur la monture choisie par le client. Il s'agit non seulement de s'assurer que la prescription est respectée, mais aussi d'optimiser le confort, l'esthétique et la qualité visuelle des lunettes. Ce chapitre vous présente les étapes détaillées de la réalisation d'un équipement optique en atelier, en abordant notamment la détermination et l'optimisation du diamètre des verres, les étapes de précalibrage (précal), et une description des appareils utilisés pour chacune des opérations.

Réception et Vérification des Verres :

Avant de commencer le processus de fabrication, il est essentiel de recevoir et de vérifier les verres pour s'assurer qu'ils sont conformes à la prescription du client.

- **Contrôle des paramètres de la prescription :** À l'aide d'un frontofocomètre ou réfractomètre automatique, vérifiez les paramètres du verre : puissance dioptrique, correction de l'astigmatisme (cylindre), axe des cylindres et addition pour les verres progressifs.
    - **Frontofocomètre** : Cet appareil permet de mesurer la puissance optique des verres et de contrôler que leur correction correspond exactement à la prescription. Il est également utilisé pour marquer le centre optique des verres.
- **Inspection visuelle des verres** : Examinez les verres pour identifier d'éventuelles imperfections (rayures, bulles, défauts de surface) à l'œil nu ou avec une lumière dirigée.

Détermination et Optimisation du Diamètre des Verres :

L'optimisation du diamètre des verres est une étape cruciale pour garantir que le verre choisi correspond à la monture tout en minimisant l'épaisseur, ce qui améliore l'esthétique et le confort du client.

- Détermination du diamètre du verre brut : Utilisez les dimensions de la monture pour choisir le diamètre brut approprié. Le choix du bon diamètre permet de limiter l'excédent de matière lors de la découpe et d'obtenir un résultat final plus fin.
    - Verre plus grand : Pour les corrections fortes, un diamètre trop large augmente l'épaisseur des bords du verre. En optimisant le diamètre, vous minimisez cette épaisseur, surtout avec des verres à fort indice de réfraction.
- Calcul de l'optimisation : Certains traceurs modernes intègrent un logiciel d'optimisation du diamètre qui, en fonction des dimensions de la monture et de la

prescription, calcule le diamètre minimal nécessaire pour monter les verres.

Précalibrage des Verres (Précal) :

Le précalibrage, ou précal, consiste à simuler la découpe du verre pour vérifier sa bonne correspondance avec la monture avant la coupe définitive. C'est une étape clé pour éviter les erreurs lors du montage.

- Utilisation du traceur optique : Cet appareil numérise la forme de la monture et envoie les données à la meuleuse pour la découpe. Le traceur enregistre avec précision la forme et les dimensions de la monture.
    - Traceur : Cet appareil permet de scanner les montures et de créer un modèle numérique. Il mesure précisément la courbure et la forme du cercle des lunettes, essentielle pour adapter le verre à la forme exacte de la monture.
- Prévisualisation du montage : Grâce au logiciel intégré au traceur, il est possible de visualiser sur l'écran la

position finale du verre et de s'assurer que le centrage est correct, en fonction des mesures de la distance pupillaire (DP) et de la hauteur de montage.

Centrage et Blocage des Verres :

Avant de découper les verres, il est important de les centrer correctement en fonction des mesures du client et de la prescription.

- **Centrage du verre** : À l'aide du frontofocomètre, localisez le point optique du verre et centrez-le en fonction de la DP et de la hauteur de montage. Pour les verres progressifs, assurez-vous que les marquages nécessaires (indiquant les zones de vision) sont en place.
- **Blocage du verre** : Le verre est ensuite bloqué à l'aide d'un bloqueur automatique, une machine qui colle un petit dispositif central appelé "bloc" sur le verre. Ce blocage est essentiel pour maintenir le verre en place pendant la découpe.

- **Bloqueur** : L'appareil utilise des ventouses et des bras automatiques pour positionner avec précision le bloc sur le verre.

Découpe des Verres :

Une fois le bloc installé, les verres sont prêts à être découpés selon la forme de la monture.

- **Découpe avec une meuleuse automatique** : Placez les verres dans la meuleuse automatique. Cet appareil découpe les verres selon la forme exacte de la monture, en prenant en compte le diamètre optimisé précédemment. La meuleuse ajuste également les bords selon le type de monture (nylor, percée ou cerclée).
  - **Meuleuse** : Cet appareil effectue la découpe des verres avec une précision micrométrique. Il peut également ajuster l'épaisseur et la courbure des verres pour les montures nylor ou percées.

- **Polissage des bords** : Une fois la découpe terminée, les bords des verres sont polis pour éviter les irrégularités ou aspérités, surtout pour les montures percées où les bords sont exposés.

Montage des Verres sur la Monture :

Après la découpe, les verres sont insérés dans la monture.

- **Montage dans les montures cerclées** : Pour les montures métalliques ou plastiques cerclées, les verres sont insérés dans les cercles, puis fixés en resserrant les vis ou en ajustant la structure.
- **Montage dans les montures nylor ou percées** : Pour les montures nylor (semi-cerclées), les verres sont attachés à l'aide de fil nylon. Pour les montures percées, les verres sont directement fixés à la monture à l'aide de vis ou de broches spécifiques.

Ajustement et Polissage Final :

Après le montage, il est essentiel de procéder à des ajustements pour s'assurer du confort et de la solidité des lunettes.

- **Ajustement de la monture** : Utilisez des pinces d'ajustement et un chauffe-monture pour ajuster les branches, les plaquettes de nez, et les différentes parties de la monture. Ces appareils permettent de plier et ajuster les matériaux sans les endommager.
- **Vérification de l'alignement** : Utilisez un frontofocomètre pour vérifier une dernière fois l'alignement des verres par rapport à la prescription du client, notamment pour les verres progressifs.

Contrôle Final et Livraison au Client :

Enfin, un contrôle final est nécessaire avant de livrer les lunettes au client.

- **Vérification optique** : Passez les lunettes sous le frontofocomètre pour vous assurer que la prescription

est respectée, que le centrage est parfait, et que les verres sont bien montés.
- Nettoyage : Nettoyez soigneusement les verres et la monture pour éliminer toute trace de montage.
- Essai client et ajustements finaux : Lors de la livraison des lunettes, faites essayer les lunettes au client et effectuez les ajustements finaux pour s'assurer qu'elles sont confortables et bien alignées avec les yeux.

Conclusion :

La réalisation d'un équipement optique en atelier est un processus complexe nécessitant des étapes bien définies et une utilisation précise des appareils techniques. De la réception des verres à leur montage, chaque phase contribue à fournir un produit final de haute qualité, parfaitement adapté aux besoins du client. La maîtrise des outils et des techniques, comme la détermination du diamètre, le précalibrage, et l'ajustement final, est essentielle pour assurer le succès de l'équipement optique et la satisfaction du client.

CHAPITRE 9 : AJUSTEMENT ET RHABILLAGES DES LUNETTES

Introduction :

Une fois que les verres ont été fabriqués selon les mesures précises, l'étape suivante consiste à ajuster les montures pour qu'elles s'adaptent parfaitement au visage du porteur. Un ajustement approprié non seulement améliore le confort, mais assure également que les verres restent bien en place et fonctionnent comme prévu. Dans ce chapitre, nous allons aborder les différentes étapes d'ajustement d'une monture par l'opticien.

Rhabillages des lunettes

Le rhabillage d'une paire de lunettes avant leur livraison est une étape cruciale pour garantir que les lunettes soient parfaitement ajustées et en bon état avant d'être remises au client. Ce processus assure non seulement la satisfaction du client, mais aussi le confort et l'efficacité visuelle des lunettes.

Inspection Initiale des Lunettes

Identifier tout défaut, désalignement ou dommage avant de procéder aux ajustements, avant tout, vous devrez

- Examiner la monture pour repérer des fissures, des égratignures ou des déformations.
- Vérifier que les verres sont bien installés et qu'ils ne présentent aucune rayure ou imperfection.
- Contrôler l'état des charnières et des vis pour s'assurer qu'elles ne sont ni trop lâches ni trop serrées.

Ajustement des Branches

Assurez-vous que les branches soient bien alignées et ajustées pour un confort optimal. Vérifiez :

- **Ajustement de la longueur des branches :** Les branches doivent être suffisamment longues pour se courber derrière les oreilles sans exercer de pression excessive. Si elles sont trop longues, elles peuvent glisser, et si elles sont trop courtes, elles peuvent causer une gêne.

- **Ajustement de l'angle des branches (angle pantoscopique)** : L'angle des branches par rapport à la monture doit être ajusté pour que les verres soient parallèles aux yeux. Un angle incorrect peut affecter la vision et le confort.
- **Réglage des embouts** : Les extrémités des branches peuvent être ajustées pour épouser la courbure derrière les oreilles. Cela peut se faire en les chauffant légèrement pour les rendre plus malléables.

Ajustement du Pont :

S'assurer que les lunettes reposent correctement sur le nez sans glisser ni causer d'inconfort.

- **Pont fixe** : Si le pont de la monture est fixe (non ajustable), il est crucial de choisir une monture qui correspond bien à la forme du nez du patient dès le départ.

- **Pont réglable :** Certaines montures ont des plaquettes de nez réglables qui peuvent être écartées ou rapprochées pour mieux s'adapter au nez du patient. Elles doivent être ajustées de telle sorte que la monture repose confortablement sans glisser.

Ajustement de l'inclinaison de la monture :

La monture doit être inclinée légèrement vers l'avant (angle pantoscopique) pour que les verres soient bien positionnés par rapport aux yeux. Une inclinaison trop prononcée ou insuffisante peut causer des problèmes de vision, notamment avec les verres progressifs.

Vérification du Centrage des Verres

Assurer que les verres sont correctement centrés par rapport aux pupilles du client.

- **Hauteur de centrage** : Vérifier que la ligne médiane des verres correspond à la position des pupilles du client.
- **Alignement horizontal** : S'assurer que les verres ne sont pas inclinés ou décalés dans la monture.

Contrôle des Charnières et des Vis

S'assurer que les charnières fonctionnent correctement et que les vis sont bien fixées.

- **Serrer les vis** : Utiliser un tournevis optique pour serrer les vis des charnières et des plaquettes nasales (le cas échéant).
- **Lubrification** : Appliquer une petite quantité de lubrifiant si les charnières sont rigides ou difficiles à ouvrir.

Précautions lors de l'Ajustement des Montures

- **Utilisation d'outils appropriés :** Utilisez toujours des outils spécialisés pour ajuster les montures, comme des pinces à embouts recouverts de nylon pour éviter d'endommager la monture.

- **Chauffage des montures :** Pour les montures en plastique, il est souvent nécessaire de les chauffer légèrement avant de les ajuster. Cela les rend plus flexibles et réduit le risque de cassure. Cependant, il faut être prudent pour ne pas surchauffer et endommager le matériau.

- **Précautions pour les montures en métal :** Les montures en métal nécessitent une manipulation délicate, car elles peuvent être plus susceptibles de se plier ou de se casser si elles sont mal manipulées.

Conclusion :

Le bon ajustement des montures est une étape cruciale dans la réalisation de la correction visuelle et du confort du porteur. En tant qu'opticien-optométriste, ces compétences vous permettent d'offrir un service de qualité, de telle sorte que chaque paire de lunettes soit non seulement fonctionnelle, mais aussi idéalement adaptée à son porteur. Ces détails renforcent la satisfaction du patient et contribuent à la réputation de votre pratique en tant que professionnel dans le domaine de l'optique.

PARTIS 5 : PATHOLOGIE ET CONTACTOLOGIE VISUELLES

CHAPITRE 10 : PRINCIPALES PATHOLOGIES VISUELLES

Introduction

Les pathologies visuelles peuvent affecter diverses parties de l'œil, entraînant une diminution de la qualité de la vision ou, dans les cas graves, une perte complète de la vue. Pour un opticien-optométriste, il est essentiel de connaître ces affections, d'en comprendre les symptômes et les traitements possibles. Bien que la plupart de ces pathologies soient traitées par des ophtalmologistes, l'opticien-optométriste joue un rôle crucial dans la détection précoce, l'adaptation des corrections visuelles et l'accompagnement des patients. Ce chapitre présente une description des pathologies les plus courantes affectant l'œil et ses structures.

La Cataracte :

- **Définition** : La cataracte est une opacification progressive du cristallin, la lentille naturelle de l'œil, qui devient trouble et réduit la vision.
- **Symptômes** : vision floue, sensibilité à la lumière, diminution de la perception des couleurs, halos autour des sources lumineuses.
- **Traitement** : La cataracte est traitée par chirurgie, où le cristallin est remplacé par une lentille artificielle. Les lunettes peuvent être prescrites en attendant la chirurgie.

La Dégénérescence Maculaire Liée à l'Âge (DMLA) :

- **Définition** : La DMLA est une maladie qui affecte la macula, la partie centrale de la rétine responsable de la vision fine des détails. Elle est souvent liée au vieillissement.
- **Symptômes** : Perte progressive de la vision centrale, distorsion des lignes droites, difficulté à lire ou à reconnaître les visages.
- **Traitement** : Il n'existe pas de traitement curatif, mais des injections oculaires, des compléments alimentaires

et des lunettes adaptées peuvent ralentir la progression et améliorer la vision.

Le Glaucome :

- **Définition :** Le glaucome est une maladie caractérisée par une augmentation de la pression intraoculaire, qui endommage le nerf optique et peut entraîner une perte de vision permanente.
- **Symptômes :** Souvent asymptomatique au début, avec une perte progressive du champ visuel. Dans les formes aigües, il peut y avoir une douleur intense et une baisse rapide de la vision.
- **Traitement :** Le traitement inclut des collyres pour réduire la pression oculaire, des interventions chirurgicales ou au laser.

La Rétinopathie Diabétique :

- **Définition :** La rétinopathie diabétique est une complication du diabète qui affecte les vaisseaux sanguins de la rétine, provoquant des fuites ou des occlusions.

- **Symptômes** : Vision floue, tâches ou "mouches volantes", et, dans les stades avancés, perte de vision.
- **Traitement** : Les traitements incluent des injections intraoculaires, la photocoagulation au laser et des mesures pour contrôler le diabète. Les lunettes peuvent être ajustées pour compenser les pertes visuelles.

Le Décollement de Rétine :

- **Définition** : Le décollement de rétine se produit lorsque la rétine se sépare de la couche sous-jacente qui la nourrit, ce qui peut entraîner une perte de vision rapide.
- **Symptômes** : Flashs lumineux, vision de points noirs ou de "mouches volantes", perte de vision en rideau.
- **Traitement** : C'est une urgence médicale traitée par chirurgie, et la rapidité du traitement est cruciale pour sauver la vision.

Le Kératocône :

- **Définition** : Le kératocône est une affection de la cornée qui provoque son amincissement et son bombement en forme de cône, entraînant une vision déformée.

- **Symptômes** : Vision floue, images déformées, sensibilité accrue à la lumière.
- **Traitement** : Les lentilles de contact rigides sont souvent nécessaires pour améliorer la vision. Dans les cas graves, une greffe de cornée peut être nécessaire.

Le Strabisme :

- **Définition** : Le strabisme est une anomalie où les yeux ne regardent pas dans la même direction, ce qui entraîne une vision double ou une mauvaise coordination des yeux.
- **Symptômes** : Vision double, difficulté à évaluer les distances, inclinaison de la tête.
- **Traitement** : Il peut inclure des lunettes correctrices, des exercices oculaires, des injections de toxine botulique ou une chirurgie des muscles oculaires.

Pathologies des Paupières

La Blépharite

- **Définition** : Inflammation chronique des paupières, souvent causée par une infection bactérienne ou une production excessive de sébum.
- **Symptômes** : Rougeur, démangeaisons, croûtes sur les cils, sècheresse oculaire.
- **Traitement** : Hygiène des paupières, compresses chaudes, et parfois des collyres ou pommades antibiotiques.

Le Chalazion

- **Définition** : Inflammation d'une glande de Meibomius dans la paupière, causant un gonflement indolore.
- **Symptômes** : Nodule ferme sur la paupière, rarement douloureux mais peut gêner la vision.
- **Traitement** : Compresses chaudes, massages et, dans certains cas, chirurgie.

L'Orgelet

- **Définition** : Infection bactérienne d'une glande à la base des cils, causant un abcès douloureux sur la paupière.

- **Symptômes :** Gonflement rouge et douloureux sur le bord de la paupière, parfois accompagné de pus.
- **Traitement :** Compresses chaudes, parfois antibiotiques. La chirurgie est rarement nécessaire.

L'Ectropion et l'Entropion

- **Définition :** L'ectropion est une éversion de la paupière (généralement inférieure) vers l'extérieur, tandis que l'entropion est une inversion de la paupière vers l'intérieur.
- **Symptômes :** Larmoiement, irritation, rougeur pour l'ectropion ; frottement des cils sur l'œil, douleur et rougeur pour l'entropion.
- **Traitement :** Ces deux conditions peuvent nécessiter une correction chirurgicale.

Le Ptosis :

- **Définition :** Chute de la paupière supérieure due à un dysfonctionnement du muscle releveur.

- **Symptômes :** Paupière tombante, réduction du champ visuel.
- **Traitement :** La chirurgie est souvent nécessaire pour relever la paupière.

Le Nystagmus :

- **Définition :** Mouvement involontaire et rapide des yeux, souvent d'origine neurologique.
- **Symptômes :** Fluctuation rapide des yeux, difficulté à fixer un objet, trouble de la vision.
- **Traitement :** Peut inclure des lunettes spéciales ou des traitements neurologiques.

La Kératite :

- **Définition :** Inflammation de la cornée, souvent causée par une infection, un traumatisme ou des lentilles de contact mal entretenues.
- **Symptômes :** Douleur, rougeur, larmoiement, sensibilité à la lumière.

- **Traitement :** Antibiotiques ou antiviraux selon la cause, et parfois l'arrêt temporaire des lentilles de contact.

La Conjonctivite :

- **Définition :** Inflammation de la conjonctive (membrane qui recouvre le blanc de l'œil), généralement causée par une infection, une allergie ou une irritation.
- **Symptômes :** Rougeur, démangeaison, écoulement, sensation de corps étranger.
- **Traitement :** Antibiotiques pour les infections bactériennes, antihistaminiques pour les allergies.

La Neuropathie Optique :

- **Définition :** Dommage au nerf optique, souvent causé par une inflammation, une ischémie ou des infections.
- **Symptômes :** Perte soudaine ou progressive de la vision, souvent douloureuse en bougeant l'œil.

- **Traitement :** Corticostéroïdes ou traitement de la cause sous-jacente.

Le Daltonisme :

- **Définition :** Trouble de la perception des couleurs, généralement d'origine génétique, où certaines couleurs (souvent le rouge et le vert) sont mal différenciées.
- **Symptômes :** Difficulté à différencier certaines couleurs.
- **Traitement :** Aucun traitement curatif, mais des lunettes spéciales peuvent aider à distinguer certaines couleurs.

Conclusion :

Les pathologies visuelles sont nombreuses et peuvent affecter différentes parties de l'œil. Connaître leurs symptômes, leurs causes et les traitements disponibles permet à l'opticien-optométriste de jouer un rôle essentiel dans la détection et l'accompagnement des patients vers une meilleure prise en charge. De plus, l'adaptation des lunettes, des lentilles ou d'autres dispositifs optiques en fonction des spécificités de chaque pathologie améliore considérablement la qualité de vie des patients.

CHAPITRE 11 : LA CONTACTOLOGIE EN MAGASIN D'OPTIQUE

INTRODUCTION :

La contactologie est une discipline essentielle de l'optique qui se concentre sur la prescription, l'ajustement et le suivi des lentilles de contact. En magasin d'optique, la contactologie requiert une expertise technique et une compréhension approfondie des besoins visuels et des modes de vie des clients. Ce chapitre explore les différents types de lentilles de contact, leurs indications et contre-indications, ainsi que les produits d'entretien nécessaires pour assurer une utilisation sécurisée et confortable.

Les Lentilles de Contact Souples

Caractéristiques des Lentilles Souples

Les lentilles souples sont fabriquées à partir de matériaux flexibles, tels que l'hydrogel ou le silicone-hydrogel, qui permettent une grande perméabilité à l'oxygène et une hydratation continue. Elles sont très populaires en raison de leur confort et de leur facilité d'adaptation pour les porteurs.

Types de Lentilles Souples

Lentilles journalières : Conçues pour être portées une journée puis jetées, elles sont idéales pour les personnes recherchant un entretien minimal et une hygiène maximale.

Lentilles hebdomadaires/Mensuelles : Ces lentilles sont portées pendant une semaine ou un mois, selon le modèle, avant d'être remplacées. Elles nécessitent un entretien régulier avec des solutions de nettoyage.

Lentilles Toriques : Spécialement conçues pour corriger l'astigmatisme, elles offrent une vision claire pour les personnes ayant cette condition.

Lentilles Multifocales : Utilisées pour la correction de la presbytie, elles permettent une vision nette à toutes les distances.

Indications pour les Lentilles Souples

Correction de la Myopie et de l'Hypermétropie : Les lentilles souples sont une solution pratique pour corriger les erreurs de réfraction.

Port Quotidien Confortable : Idéales pour les personnes cherchant un port confortable tout au long de la journée.

Sport et activités physiques : Leur flexibilité et leur confort les rendent parfaites pour les activités sportives.

Contre-Indications pour les Lentilles Souples

Sècheresse Oculaire Sévère : Les personnes souffrant de sècheresse oculaire importante peuvent trouver des lentilles souples inconfortables.

Infections Oculaires Actives : Le port de lentilles est déconseillé en présence d'infections comme la conjonctivite.

Allergies aux Produits d'Entretien : Les utilisateurs ayant des allergies à certains conservateurs présents dans les solutions pour lentilles doivent opter pour des alternatives sans conservateurs.

Les Lentilles de Contact Rigides

Caractéristiques des Lentilles Rigides

Les lentilles rigides perméables aux gaz (RGP) sont fabriquées à partir de matériaux plus durs qui permettent une meilleure perméabilité à l'oxygène que les lentilles souples. Elles offrent une excellente correction des aberrations optiques et sont particulièrement durables.

Avantages des Lentilles Rigides

- **Correction de l'Astigmatisme** : Les lentilles RGP sont souvent plus efficaces que les lentilles souples pour corriger les formes complexes d'astigmatisme.
- **Longévité** : Leur matériau plus résistant signifie qu'elles durent généralement plus longtemps que les lentilles souples.

- **Moins de Risque d'Infection** : Leur petite taille et leur structure rigide réduisent l'accumulation de dépôts protéiques, diminuant ainsi le risque d'infections.

Indications pour les Lentilles Rigides

- **Astigmatisme fort** : Pour les personnes avec un astigmatisme important, les lentilles RGP offrent une meilleure correction.
- **Kératocône** : Ces lentilles sont souvent prescrites pour cette condition car elles offrent une vision plus nette en raison de leur capacité à épouser la forme de la cornée.
- **Intolérance aux lentilles souples** : Les personnes qui ne supportent pas les lentilles souples peuvent trouver les lentilles RGP plus confortables.

Contre-Indications pour les Lentilles Rigides

- **Adaptation plus difficile** : Les lentilles RGP demandent une période d'adaptation plus longue, ce qui peut décourager certains porteurs.
- **Sensibilité à la poussière et au vent** : Leur petite taille et leur rigidité peuvent les rendre plus sensibles aux

particules et aux conditions environnementales difficiles.

- **Utilisation Intensive en Milieu Aquatique** : Le risque de perte des lentilles rigides est plus élevé lors de la baignade ou dans des environnements humides.

Produits d'Entretien pour Lentilles de Contact

L'entretien des lentilles de contact est essentiel pour garantir la sécurité oculaire et prolonger la durée de vie des lentilles. Voici une liste des principaux produits d'entretien disponibles en magasin d'optique :

Solutions Multifonctions

- **Utilisation** : Nettoient, rincent, désinfectent, et conservent les lentilles. Très pratiques pour les porteurs de lentilles souples.
- **Exemples** :
  - Opti-Free Replenish (Alcon)
  - Biotrue (Bausch + Lomb)
  - Renu (Bausch + Lomb)

Solutions de Peroxyde d'Hydrogène

- **Utilisation** : Désinfection en profondeur sans conservateurs, idéale pour les personnes allergiques aux solutions multifonctions.
- **Exemples** :
    - AOSept Plus (Alcon)
    - Oxysept (Abbott Medical Optics)
    - Clear Care (Alcon)

Nettoyants à Protéines

- **Utilisation** : Élimine les dépôts protéiques accumulés sur les lentilles, particulièrement recommandés pour les lentilles rigides.
- **Exemples** :
    - Boston One Step Liquid Enzymatic Cleaner (Bausch + Lomb)
    - Progent (Menicon)

Larmes Artificielles pour Lentilles

- **Utilisation** : Apportent un confort supplémentaire en hydratant les lentilles pendant le port.
- **Exemples** :
    - Systane Ultra (Alcon)
    - Blink Contacts (Abbott Medical Optics)
    - Refresh Contacts (Allergan)

Étuis pour Lentilles

- **Utilisation** : Conservent les lentilles dans une solution désinfectante lorsqu'elles ne sont pas portées. Nécessaires pour éviter la contamination.
- **Conseil** : Il est recommandé de changer régulièrement l'étui pour réduire le risque de contamination bactérienne.

4- Adaptation des lentilles de contact en magasin

Consultation Initiale

Évaluation des Besoins

Avant toute adaptation, il faut comprendre les besoins visuels du client et déterminer s'il est un bon candidat pour le port de lentilles de contact. Discuter avec le client sur l'historique de sa vision, l'usage actuel de ses lunettes, et ses attentes concernant les lentilles de contact. Ensuite évaluer les activités quotidiennes du client (travail, sport, etc.) pour choisir le type de lentilles le plus adapté.

Examen de la Vue

Vérifier la correction visuelle du client. Cela consiste à

- Mesurer la réfraction pour déterminer la prescription exacte des lentilles.
- Examiner la cornée et le film lacrymal pour évaluer la compatibilité avec les lentilles de contact.
- Faire des tests pour détecter d'éventuelles pathologies oculaires qui pourraient affecter le port de lentilles.

Sélection et Essai des Lentilles de Contact

Choix des Lentilles

Sélectionner le type de lentilles de contact le plus approprié en fonction des résultats de l'examen et des préférences du client.

- **Lentilles souples** : Pour un port quotidien, hebdomadaire ou mensuel. Confortables et faciles à adapter.
- **Lentilles rigides perméables aux gaz (RGP)** : Pour une meilleure correction des aberrations optiques et une durabilité accrue.
- **Lentilles toriques** : Spécifiques pour la correction de l'astigmatisme.
- **Lentilles multifocales** : Pour corriger la presbytie en permettant la vision de près et de loin.

Essai et Ajustement

Si vous avez des lentilles de stock, assurez-vous que les lentilles s'adaptent bien à la cornée et soient confortables pour le client. Essayer les lentilles sélectionnées dans le magasin, sous la supervision d'un contactologue. Ensuite Vérifier l'ajustement des lentilles sur l'œil, en termes de centrage, de mouvement, et de confort. Et enfin Tester la vision avec les lentilles sur les yeux de votre client pour vous assurer qu'elles correspondent bien à sa correction.

Formation à la manipulation des lentilles.

Insertion et Retrait

Enseigner au client comment insérer et retirer correctement les lentilles de contact. Expliquer la méthode correcte pour insérer et retirer les lentilles. Supervise le client lors de ses premiers essais pour s'assurer qu'il maîtrise la technique. Prodiguer des conseils pour éviter l'inconfort ou les infections oculaires.

Entretien des Lentilles

Informer le client sur les bonnes pratiques d'entretien pour prolonger la durée de vie des lentilles et éviter les infections.

- o Présentez des solutions de nettoyage, de rinçage et de conservation des lentilles.
- o Expliquer la routine quotidienne d'entretien (nettoyage, désinfection).

- Expliquer la fréquence de remplacement des lentilles (quotidien, hebdomadaire, mensuel).

Suivi et Ajustements

Visite de Suivi

Vérifier l'adaptation des lentilles après une période d'utilisation et apporter des ajustements si nécessaire.

- Après quelques jours ou semaines de port, le client doit revenir pour évaluer le confort et la qualité de la vision.
- Si le client éprouve des difficultés, vous ajouterez ses lentilles.

Gestion des Problèmes Courants

Répondre aux préoccupations du client et résoudre tout problème lié au port des lentilles.

Exemples :

- Traitement de la sécheresse oculaire avec des larmes artificielles adaptées.
- Ajustement de l'hydratation des lentilles pour améliorer le confort.

Conseils Personnalisés et Vente de Produits Associés

Conseils Personnalisés

Offrir des recommandations spécifiques à chaque client en fonction de son mode de vie et de ses besoins visuels.

Exemples :

- Conseils sur l'alternance entre lunettes et lentilles de contact pour reposer les yeux.
- Recommandations sur les produits complémentaires, comme les larmes artificielles ou les gouttes hydratantes.

Vente de Produits Associés

Proposer des produits complémentaires pour l'entretien et le confort des lentilles.

Exemples :

- Solutions de nettoyage et d'entretien adaptées au type de lentilles.
- Étuis de rangement, produits d'hygiène oculaire.

Conclusion

La contactologie en magasin est un service qui demande une maîtrise des différents types de lentilles, de leur manipulation, et des conseils à offrir aux patients. Les lentilles souples et rigides offrent chacune des avantages spécifiques selon les besoins visuels, le confort et le mode de vie des porteurs. Une bonne connaissance des produits d'entretien est également essentielle pour garantir une utilisation en toute sécurité et pour maintenir la santé oculaire des patients. Le rôle de l'opticien-optométriste est donc central dans l'accompagnement des porteurs de lentilles pour une vision optimale et un confort durable

CHAPITRE 12 : LE DÉROULEMENT D'UNE VENTE ENFANT

Introduction :

Le processus de vente en magasin d'optique est une démarche complexe et personnalisée, visant à répondre aux besoins spécifiques de chaque client. Pour les enfants, cette démarche requiert une attention particulière et une approche adaptée. Ce chapitre détaille le déroulement complet d'une vente en magasin d'optique, en mettant un accent particulier sur la vente destinée aux enfants. Nous examinerons chaque étape du processus, de l'accueil initial jusqu'au suivi après l'achat, en expliquant comment s'assurer que l'enfant et ses parents sont pleinement satisfaits.

1. Accueil et Compréhension des Besoins

1.1- Accueil des Enfants et de leurs Parents

Créer un environnement accueillant et rassurant pour l'enfant, tout en instaurant une relation de confiance avec les parents.

- Saluer l'enfant de manière amicale, en lui parlant directement pour l'appliquer dès le début. Par exemple, poser une question simple comme "Quelle est ta couleur préférée pour des lunettes ?".
- Engager une conversation avec les parents pour comprendre les besoins de l'enfant. Il est crucial de discuter de l'objectif de la visite : nouvelle ordonnance, remplacement de lunettes cassées, première paire de lunettes, etc.
- Mettez l'accent sur le fait que le choix des lunettes sera un processus collaboratif entre l'enfant, ses parents, et vous, afin de trouver la solution idéale.

1.2- Identification des Besoins Spécifiques

Identifier les besoins visuels de l'enfant et les attentes des parents.

- Interroger les parents sur les habitudes visuelles de l'enfant : passe-t-il beaucoup de temps devant des écrans, pratique-t-il du sport, ou a-t-il des

problèmes particuliers comme des maux de tête ou des difficultés à l'école ?
- o Discuter des éventuelles préoccupations des parents concernant la sécurité des lunettes, la durabilité, ou le confort.
- o Observer l'enfant pour évaluer ses préférences personnelles : est-il attiré par des couleurs vives, des personnages de dessins animés, ou des formes particulières ?

2- Examen de la Vue

2.1- Préparation à l'Examen

Préparer l'enfant et ses parents à l'examen de la vue, en réduisant toute anxiété potentielle.

- o Expliquer de manière simple et rassurante en quoi consiste l'examen de la vue, en utilisant un langage adapté à l'âge de l'enfant.

- Inviter les parents à rester près de l'enfant pour le rassurer, tout en les encourageant à le laisser participer activement.
- Utiliser des éléments ludiques pendant l'examen pour maintenir l'attention de l'enfant, comme des tests visuels sous forme de jeux ou d'images amusantes.

2.2- Réalisation de l'Examen de la Vue

Vérifier la prescription visuelle de l'enfant de manière précise et adaptée.

- Utiliser des équipements adaptés aux enfants, tels que des mires colorées ou des images amusantes, pour capter leur attention.
- Procéder à des tests adaptés à l'âge de l'enfant, comme l'acuité visuelle à distance, la vision de près, et la coordination oculaire.
- Expliquer les résultats aux parents de manière simple, en leur donnant une idée claire des besoins visuels de leur enfant.

3- Choix des Montures

3.1- Présentation des Montures pour Enfants

Aider l'enfant à choisir une monture qui lui plaît tout en répondant aux critères de sécurité et de confort.

- o Proposer une sélection de montures spécifiquement conçues pour les enfants : robustes, flexibles, et légères.
- o Laisser l'enfant essayer plusieurs montures tout en expliquant aux parents les avantages de chaque type : matériaux hypoallergéniques, charnières flexibles, etc.
- o Impliquer l'enfant dans le choix en le laissant s'exprimer sur ses préférences de couleur et de style, tout en guidant ce choix pour assurer un ajustement correct.

3.2- Évaluation du Confort et de l'Adaptation

Assurez-vous que la monture choisie est confortable et adaptée à la morphologie de l'enfant.

- Vérifier l'ajustement des montures sur le visage de l'enfant : elles ne doivent ni glisser sur le nez ni serrer les tempes.
- Observer la réaction de l'enfant : il doit se sentir à l'aise et ne pas avoir de gêne lorsqu'il porte les lunettes.
- Discuter avec les parents des points importants, comme la résistance des montures aux chocs et leur capacité à rester bien en place pendant les activités quotidiennes.

4- Choix des Verres

4.1- Sélection des Verres Adaptés aux Enfants

Choisir des verres qui répondent aux besoins visuels spécifiques de l'enfant tout en assurant sa sécurité.

- Expliquer aux parents les différentes options de verres disponibles : simples foyers pour la correction de la myopie ou de l'hypermétropie,

verres progressifs si nécessaire pour la presbytie (dans de rares cas chez les enfants).
- Recommander des verres en polycarbonate ou en Trivex, qui sont plus résistants aux chocs et donc plus sûrs pour les enfants.
- Discuter des traitements de surface comme l'anti-rayures, l'anti-reflet, et la protection contre la lumière bleue, en expliquant leur importance pour un usage prolongé devant des écrans.

4.2- Discussion sur les Traitements Spécifiques

Informer les parents sur les options supplémentaires pour améliorer le confort et la durabilité des verres.

- Expliquer les avantages des verres photochromiques, qui s'adaptent à la lumière extérieure, protégeant ainsi les yeux de l'enfant des UV et réduisant le besoin de lunettes de soleil.

- Conseiller sur les traitements anti-reflets pour réduire la fatigue visuelle, particulièrement si l'enfant utilise des appareils numériques.
- Fournir des recommandations basées sur les activités de l'enfant : par exemple, des verres renforcés pour les enfants pratiquant des sports de contact.

5- Prise de Mesures et Ajustement des Lunettes

5.2- Prise de Mesures Précises

S'assurer que les lunettes seront parfaitement adaptées au visage de l'enfant.

- Mesurer avec précision l'écart pupillaire de l'enfant pour centrer les verres correctement, en utilisant un pupillomètre adapté.
- Ajuster la hauteur de centrage, surtout pour les verres progressifs, afin de garantir une vision claire à toutes les distances.

- Effectuer un ajustement préliminaire des montures pour vérifier qu'elles reposent confortablement sur le nez et derrière les oreilles, en tenant compte de la croissance de l'enfant.

5.3- Finalisation de la Commande

Confirmer les détails de la commande et informer les parents des étapes suivantes.

- Vérifier avec les parents que tous les choix ont été correctement enregistrés : type de monture, verres, traitements, et ajustements spécifiques.
- Expliquer le délai de réalisation des lunettes et fixer une date approximative pour la livraison.
- Informer les parents des modalités de paiement, des garanties, et des options d'assurance si disponible.

6- Livraison et Ajustement Final

6.1- Remise des Lunettes

Assurez-vous que l'ajustement soit parfait et que l'enfant soit à l'aise avec ses nouvelles lunettes.

- Inviter l'enfant à essayer les lunettes immédiatement après les avoir reçues, en vérifiant le confort et la stabilité sur son visage.
- Ajuster les branches et le pont nasal pour garantir que les lunettes ne glissent pas et qu'elles restent bien en place, même lorsqu'il bouge.
- Vérifier la vision de l'enfant avec les lunettes pour s'assurer que les verres sont correctement alignés et que l'enfant voit bien à toutes les distances.

6.2- Conseils d'Entretien et d'Utilisation

Éduquer les parents et l'enfant sur l'entretien des lunettes pour prolonger leur durée de vie.

- Expliquer comment nettoyer les verres sans les rayer, en utilisant des lingettes spéciales ou un chiffon en microfibre.
- Fournir des conseils pour éviter les déformations des montures, comme ne pas porter les lunettes sur la tête ou ne pas les laisser exposées à des températures extrêmes.
- Rappeler l'importance de ranger les lunettes dans un étui lorsqu'elles ne sont pas portées pour éviter les dommages accidentels.

7- Suivi et Service Après-Vente

7.1- Suivi Régulier

Assurez-vous que l'enfant continue à porter ses lunettes confortablement et qu'elles soient toujours bien ajustées.

- Proposer un rendez-vous de suivi quelques semaines après la livraison pour vérifier l'ajustement et l'état des lunettes.
- Conseiller aux parents de surveiller l'évolution de la vision de l'enfant et de planifier des contrôles réguliers chez l'ophtalmologiste, surtout en cas de changements dans la vision.
- Offrir des ajustements gratuits ou des services de remplacement si nécessaire, et rappeler aux parents les garanties disponibles.

7.2- Gestion des Réclamations

Traiter rapidement et efficacement toute réclamation concernant les lunettes de l'enfant.

- Écouter attentivement les préoccupations des parents, qu'il s'agisse de problèmes d'ajustement, de confort ou de qualité des verres.
- Proposer des solutions adaptées, comme un ajustement gratuit, un remplacement de verres ou

de monture sous garantie, ou des conseils supplémentaires sur l'utilisation.
- Maintenir une communication ouverte avec les parents pour assurer leur satisfaction continue et leur fidélité à long terme.

CONCLUSION

Résumé des Compétences Acquises

Au fil de cet ouvrage, nous avons exploré les différentes facettes du métier d'opticien-optométriste, en vous fournissant les connaissances essentielles pour exceller dans ce domaine en constante évolution. Vous avez acquis une compréhension approfondie des fondements de l'optique, en passant par la maîtrise des lois de la lumière et de la réfraction, jusqu'à l'application des technologies avancées dans le choix et l'adaptation des verres et des montures.

Les compétences clés abordées dans ce livre incluent :

- Maîtrise des fondamentaux de l'optique : Vous avez appris à comprendre et à appliquer les concepts de la lumière, de la réfraction, et de la réflexion, ainsi que les principes des lentilles de contact.
- Sélection et adaptation des verres : Vous savez désormais comment choisir les matériaux de verres appropriés, appliquer les traitements de surface, et ajuster l'épaisseur des verres en fonction de l'indice de réfraction.

- Techniques de prise de mesures et ajustements : Vous êtes capable de réaliser des mesures précises de la distance pupillaire et de la hauteur de montage, et de procéder à des ajustements précis des montures.
- Approches de la vente de lunettes : Vous avez développé des compétences en accueil, conseil client, et argumentaire de vente, en tenant compte de la morphologie, du style, et des besoins individuels des clients.
- Gestion des pathologies visuelles : Vous pouvez identifier et proposer des solutions adaptées pour les principales pathologies visuelles telles que la myopie, l'hypermétropie, l'astigmatisme, et la presbytie.
- Adaptation des verres : Vous avez acquis des compétences pour adapter les verres progressifs, unifocaux, et bifocaux, en prenant en compte les besoins spécifiques des enfants, des sportifs, et des personnes âgées.
- Dépannage et service après-vente : Vous avez appris à gérer efficacement les problèmes courants, à répondre aux plaintes des clients, et à fournir un service

après-vente qui renforce la satisfaction et la fidélisation des clients.

Évolution du Métier : L'Avenir de l'Optique et les Tendances Émergentes

Le métier d'opticien-optométriste est en pleine mutation, poussé par des avancées technologiques rapides, des attentes croissantes des consommateurs, et des changements dans les soins de santé visuelle. Alors que vous progressez dans votre carrière, il est crucial de rester informé des tendances émergentes qui façonneront l'avenir de l'optique.

Les tendances clés à surveiller incluent :

- Digitalisation et télé-consultation : Avec l'essor de la télémédecine, la téléconsultation devient une réalité. Les consultations à distance, la prescription de lunettes en ligne, et les outils de diagnostic numérique se généralisent, nécessitant une adaptation des pratiques traditionnelles.
- Personnalisation accrue : L'avenir de l'optique réside dans la personnalisation extrême des solutions visuelles.

Les technologies comme l'impression 3D pour les montures sur mesure, les verres ajustés à la forme de la cornée, et les lentilles de contact intelligentes offrent de nouvelles opportunités pour répondre précisément aux besoins des clients.

- Intégration de l'intelligence artificielle : L'intelligence artificielle (IA) joue un rôle croissant dans le diagnostic des pathologies oculaires, l'optimisation des prescriptions, et l'amélioration de l'expérience client. L'IA permet également une meilleure gestion des données patients et des processus de vente.
- Montées des préoccupations environnementales : La demande pour des matériaux écologiques et des pratiques durables dans l'optique est en hausse. Les clients cherchent de plus en plus des solutions respectueuses de l'environnement, qu'il s'agisse de montures fabriquées à partir de matériaux recyclés ou de verres produits avec une empreinte carbone réduite.
- Élargissement des services : L'opticien-optométriste de demain offrira un éventail de services élargi, allant au-delà de la simple correction visuelle. Cela inclut la

prévention des maladies oculaires, la gestion du stress visuel numérique, et l'éducation à la santé oculaire.

- Réponse aux nouvelles pathologies : Avec l'augmentation du temps passé devant les écrans, de nouvelles pathologies comme la fatigue oculaire numérique deviennent courantes. La gestion de ces conditions nécessitera des approches innovantes en termes de produits et de conseils.

En conclusion, l'opticien-optométriste du futur devra être à la fois un expert technique, un conseiller avisé, et un innovateur adaptable. Ce livre vous a fourni les outils nécessaires pour exceller dans ce rôle, mais le véritable succès viendra de votre capacité à évoluer avec le métier, à intégrer de nouvelles technologies, et à répondre aux besoins changeants de vos clients avec empathie et compétence. Votre engagement à rester à jour et à innover sera la clé pour naviguer avec succès dans l'avenir passionnant de l'optique.

www.ingramcontent.com/pod-product-compliance
Lightning Source LLC
Chambersburg PA
CBHW082247220526
45469CB00009B/2901